中医骨伤科专家王广智教授临床经验文稿选萃

王文燕　王文斌　编著

王广智　审定

山东大学出版社

图书在版编目(CIP)数据

中医骨伤科专家王广智教授临床经验文稿选萃/王
文燕,王文斌编著.—济南:山东大学出版社,2019.10
ISBN 978-7-5607-6481-8

Ⅰ.①中… Ⅱ.①王…②王… Ⅲ.①中医伤科学－中医临床
－经验－中国－现代 Ⅳ.①R274

中国版本图书馆 CIP 数据核字(2019)第 270171 号

责任编辑:唐 棣
封面设计:张 荔

出版发行:山东大学出版社
　　社　　址　山东省济南市山大南路 20 号
　　邮　　编　250100
　　电　　话　市场部(0531)88363008
经　　销:新华书店
印　　刷:济南巨丰印刷有限公司
规　　格:850 毫米×1168 毫米　1/32
　　　　　6.75 印张　165 千字
版　　次:2019 年 10 月第 1 版
印　　次:2019 年 10 月第 1 次印刷
定　　价:22.00 元

前　言

　　家父王广智,1933 年生人,1963 年毕业于上海中医学院,自此在中医药的天地中孜孜耕耘五十余载,救死扶伤,严谨治学,笔耕不辍。

　　近二三十年来,中医药事业发展严重滞后,中华医药的"国宝"有逐渐消亡的危险。家父看在眼里,急在心里,一直密切关注中医药政策、法规的导向。2009 年发布的《国务院关于扶持和促进中医药事业发展的若干意见》(简称《意见》)指出:"中医药事业的发展面临着许多新情况、新问题,中医药特色优势逐渐淡化,服务领域趋于萎缩,老中医药专家很多学术思想和经验得不到传承,一些特色诊疗技术和方法濒于失传。中医药理论和技术创新不足,中医中药发展不协调,野生中药资源破坏严重,中医药发展基础条件差,人才匮乏",要求"各地区各有关部门要充分认识扶持和促进中医药事业发展的重要性和紧迫性,采取有效措施,全面加强中医药工作,开创中医药事业持续健康发展的新局面"。2016 年初,国务院发布了《中医药发展战略规划纲要(2016～2030)》,规定了中医药发展的战略目标、重点任务、保障措施、组织实施方案。紧接着,国务院颁布了《中医药法》(2017 年 7 月 1 日实施)。自此,中医药事业发展有了法律保障,中医药事业的发展进入一个新时代,衰败的态势有望被遏止,现代化中医药繁荣发展的美好景象,必将展现在国人面前。

　　面对如此大好形势,家父深受鼓舞,欣喜不已,不顾年事已高,决心将自己丰富的行医经验与学术思想再做深入挖掘整理,以期奉献社会。作为子女，我们承担起了义不容辞的责任，悉心听取家父讲述众多行医经验与心得，并翻阅了家父以往撰写的大量医学资料，择其精华者进行收集整理、分类编排，编写成这本《中医骨伤科专家王广智教授临床经验文萃》(以下简称《文萃》)。《文萃》包括家父的医案医话、未发表论文、学术报告与讲座、自创经验方等，列为六篇。家父认为，《文萃》充分体现了他的学术思想。

家父一生坎坷，饱经战乱，却心系患者，矢志于中医药事业而不渝。我们希望，本书能传播家父的中医骨伤科学术思想，使他治疗骨伤科多发病及难治性骨关节病的方法与经验，造福民众。本书若能对中医业内人士的教学、临床、科研工作有所帮助，使读者感受到中医药瑰宝的魅力，从中获得新的领悟，家父及我们，将备感欣慰。

本书在编写过程中，济宁医学院中西医结合学院孙冰院长给予了热情帮助，在此表示衷心感谢！

文字难免有错漏之处，敬请读者批评指正。

王文燕　王文斌

2019 年 8 月

王广智医术小传

　　王广智，济宁医学院中医学教授，中医骨伤科主任医师。1933年3月出生于山东省临朐县农村。因自幼目睹农村缺医少药之惨状，成年后立志学医以救人济世。1957年考入上海中医学院医疗系六年制本科。六年苦读，打下了坚实的中医药学理论基础，并学习了西医的基本知识。毕业后分配到山东省中医院骨科工作。骨科的优越条件，给王广智提供了良好的学习和工作条件，既能学习几位老中医治疗骨伤病的临床经验，又能得到几位西医同道的技术指导。在临床工作中，以中医为主，衷中参西，诊治了大量骨伤患者。同时，还担任教学任务，给中医学院、省骨科师资培训班、中医研究班等讲授中医骨伤科学。经过十余年的努力，临床与教学相互促进，使王老成为课堂能讲、临床能做的技术骨干，获得了丰富的临床经验，形成了自己的学术风格。1979年著成并出版了《临床正骨学》一书(山东科技出版社)。该书充分反映了当时省中医院骨科的学术水平，出版后发行我国内地并流传到香港和台湾地区，在全国有较大影响。1987年曾第二次印刷。

　　1979年底，王老调至济宁医学院，给学生讲授中药学、方剂学及部分中医外科学，课余时间仍从事中医骨伤科临床医疗工作。新的环境带来了新的发展机遇和条件，王老先是受聘济宁市中医院大外科主任(骨、外、皮、痔)，五年后又受聘济宁正骨医院名誉院长兼技术顾问；又五年，在济宁医学院附院组建了中医骨伤科(与理疗科合并)。在这十余年里，王老充分发挥了自己的讲授、临床、科研能力，培养了一大批医学生与临床医生，诊治了大量患者，参加了不少学术交流活动,进行了一些技术革新和科学研究,学术水平有了新的提高,医著、论文、革新成果、科研项目,大多是在这期间完成的。

1997 年退休(因工作需要延迟三年),退休后的十余年里,王老的医术发展进入了一个新天地。他组建了济宁医学院门诊部中医骨伤科门诊及中药房,把药柜放在诊室内,将近百种中药加工成细粉,可以很方便地据病情需要,当即调配成内服剂(散或胶囊)或外用剂(药膏、擦剂)应用。凭着他对中药、方剂知识的熟练掌握,充分发扬了中医医药不分家的优良传统,通过大量实践,创制了许多内服、外用的经验方。他把医疗重点转向了纯用中药治疗骨关节病及一些难治病症,显现了中医中药治病的优势,取得良好疗效。近几年,在济宁骨伤医院骨关节病专家门诊,纯用中药内服外用成为一特色专科,深得群众信任。应患者要求,王老还常用中药治疗一些内、妇、儿科疾病而获良效。

王教授笃信"中国医药学是一个伟大的宝库"。他特别崇尚中医学的气血学说与经络理论,学术思想体现在一系列内服外用经验方中。他的临床思维方式既是传统的,又是现代的:在工作中牢牢把握中医学的精髓——整体观念、辨证论治,又不失西医的"辨病"原则,故能提高疗效,减少失误。他是中医骨伤科兢兢业业的临床实干家,在半个世纪的工作中,诊治患者 20 余万人次;善于总结经验,勤于笔耕,积累文字资料近 200 万字;在专业期刊发表论文 40 余篇,主持或参与著、编《临床正骨学》《明理正骨》《中医外科学》《中医学》等学术专著 8 部;曾多次获得各项科技成果奖。他创制的内服、外用经验方 60 余首,自成系列,有不少验方已作为院内制剂使用,取得了良好社会效益与经济效益。

——摘编自《明理正骨》(山东科技出版社,2014)

目　录

第
一
篇

医事钩沉

　　王老自幼即喜爱中医药，对一些与医药有关的事件，往往多年不忘，有些医药知识，还是孩童时期得来，如刘寄奴治损伤瘀肿，地榆根治烧烫伤，益母草治月事不调等等。职业从医以后，王老亦颇注意身边发生的与医药有关的事件。我们将王老往常挂在口头或萦绕心头的数例记录了下来，一凑就是30多件，命之曰"医事钩沉"。这些事件都是发生在王老身边或亲历的真人真事，每一件都很有意思，也很有意义。读者若能从这些事件中领略到它的真谛，有所感悟或启迪，就不枉王老和笔者的一番苦心了。

　　"钩沉"所记事件，均采用王老的第一人称，大体依发生时间先后为序。

一、姥姥不生舅,丹参显奇功

小时候,常跟妈妈去姥姥家,姥姥有哮喘病,生了我妈和我姨后,未再生育,快 50 岁了,家里还没有男丁,眼看着要"断后"。经姥姥同意,姥爷又娶了我的"小姥姥"。小姥姥为人很好,20 多岁,很喜欢我喊她"小姥姥"。据大人们说,娶小姥姥的目的就是想生个"舅",但过了一年多,还没有生育,找人看,说是月事不正,弄了个药方:一味丹参。记得姥爷去地里挖了好多丹参(当地叫"蜜冠子头"),小姥姥用大锅熬水喝,一天喝好几大碗……

又过了一年多,"小舅"出生了,大家都去贺喜,我自然是去了。听大人们议论,是"蜜冠子头"起的作用,也是小姥姥坚持喝药的"坚韧不拔"精神感动了"送生娘娘"。60 多年过去了,小姥姥早已过世,舅舅也已高龄,儿时的记忆,丹参调经之神奇,仍萦绕心头。"丹参一味,功同四物,能补血活血"已是中医人的常识,此说源于《妇人明理论》和《本草纲目》。考诸中医药书,对丹参"补血"一说,不尽认同,"补血"之功,乃在于祛瘀滞,瘀滞去则新血生,并非丹参有补养作用。观现今丹参之用,多在"活血行血",正如《本草正义》所云:"丹参专入血分,其功在于活血行血,内之达脏腑而化瘀滞,故积聚消而瘀破;外之利关节而通脉络,则腰脊健而痹著行。"内、外、妇科,丹参乃常用药,尤于妇科调经,为必不可少者。由此看来,"一味丹参饮,获得小舅生",亦不足为奇。

二、中华鳖可治"疟母"

1943 年春,我们一家四口逃荒到了外乡,那里是无人区,村里大多数人都外逃了,有许多空弃房子,我们住下来,开荒地种上南瓜、玉米、豆角等,几个月时间,吃饭问题解决了。不幸第二年夏天,全家人都患上了疟疾,当地叫"发脾汗"。当时没有医院也没有药物,就用了些土方治疗,过了 1 个多月,疟疾都好了,唯有小妹体质差,逐渐消瘦,可是肚子却鼓了起来。找老人们看说是"脾汗母子"(即疟母),有单方可治,用之必验,就是煮鳖吃。当地水沟里有鳖,于是托人抓鳖,抓来后去头和内脏,放锅内清水煮,不放盐,煮熟了连汤喝下,一天吃一只。因为鳖不是每天都能抓到,隔三岔五才能抓到一只,一共吃了五六只,妹子的肚子见小了,身体也慢慢好起来。过了两个多月,妹妹的疟母完全消了,尔后未再复发。

疟疾是种古老的传染病,早在《黄帝内经》中即列有"疟论"篇,"疟母"之名,始见于《金匮要略》《疟病脉证并治第四》:"此结为癥瘕,名曰疟母,急治之,宜鳖甲煎丸",自此有了专治疟母的方子。时间过去 70 多年了,未曾再经历过吃鳖治疟母的事,当今在我国大概已见不到疟母了。

得知药学家屠呦呦从青蒿中提取了青蒿素,治疟疾特效,因此得了诺贝尔医学奖,突然忆起当年用土方治疟疾时,其中一个方就是用鲜青蒿揉烂,搓擦背部,抑或就是青蒿素透过皮肤进入体内而起到了治疗作用。"偏方治大病",信之。

三、治遗尿初晓中医神奇

　　亲戚的儿子,年至 20 岁,尚未娶妻,为何? 因其有"尿床"的毛病。夜夜尿床,多方治疗,均不见成效,本人苦恼,姑娘嫌弃,家人犯愁。我把这件事放在了心里。一日去新华书店,看到书架上摆了一本新书《中医验方汇选》(河北人民出版社),翻看有"治遗尿方",就买了一本。当时正上高二,对中医药一无所知,就把书上介绍的药方照抄捎给了亲戚,让他们按要求制丸服用。真是神奇了,七天服完一剂药丸,遗尿竟然完全好了。全家欢乐,两年后小伙子娶妻生子。

　　初晓中医药的神奇,印象很深,60 多年了,至今未忘。一日顺手从书架上取下《中医验方汇选》,第 1 页记录"1956 年 6 月购于益都新华书店"。翻到第 115 页,找到了当年治遗尿方,方用破故纸一两盐炒、大青盐一两、桑螵蛸三钱、贡油桂三钱,共研细末,炼蜜做成二十一丸,每日早、午、晚饭前各服一丸,白开水送下,服药期间戒饮凉水和冷食。方后还介绍了三个治愈的病例。

　　阅后引起我的思考。方中补骨脂、桑螵蛸、肉桂为常用温肾治遗尿药物,无奇,唯方中用大剂量的大青盐,令人费解。大青盐咸寒,入肾、膀胱经,若作为方中的"引经药",有理,但引经药用量一般较小,纵观全方,青盐用量占 40% 之重,并非为"引经"而是主药。药书记载青盐常作为"利尿"药用,唯《圣惠方》戎盐散用治遗尿,但其戎盐用量甚小,虽名"戎盐散",但用了大量温肾收敛之品,戎盐似作"引经"用。《中医验方汇选》遗尿方中的大青盐(戎盐)为方中主药之一,起何作用? 与温肾药寒热并用是"相反相成",抑或另有深义? 难说,但该方治遗尿的神奇疗效是客观存在的。

四、初施针灸,名噪乡里

1959 年暑假我回到家乡,虽已学了两年中医,但都是基础课,乡亲们找我看病,实在有点作难。唯针灸学刚学过,恰巧邻居张家大婶,牙疼已 3 天,腮肿得老高,说话、吃饭都困难,诊察一番判定为胃火牙疼,便壮着胆儿给她扎针,取合谷、颊车、下关三穴,强刺激。不一会儿竟然不疼了,能张大口说话了,甚喜。连治三天,完全好了。几天时间,消息传开了,许多人上门要求扎针,有胃痛的、肩痛的、腰痛的等等。不好推辞,就按刚从书上学的,回忆老师所讲,或循经取穴,或表里配穴,或上病下取,或以痛为腧,多数效果不错。上门求扎针的日益增多,不大的小屋俨然成了"诊所"。一个短短的假期,收获不小,体验到了针灸的良好疗效和学以致用的喜悦,同时也深深感受到百姓的疾苦,和病痛好转后表达的真挚的感激之情,下定决心要将中医学好。毕业后虽从事骨伤科,但也时而用到针灸作为辅助治疗手段,这是与那时打下的基础分不开的。

五、发挥针灸效能,治愈自己胃病

1958 年,国家开始"全民炼钢运动",学院停课,日夜奋战炼钢。由于过度劳累,复加饥饱无时,我得了胃痛病,每于饭前及夜间疼痛即发,胃痛彻背。忽一日发现"黑便",自判是上消化道出血,去医院做了钡餐透视,证实为"十二指肠球部溃疡"。因服汤药不便,知沈仲理老师擅用丸散,请他诊治,嘱服"乌贝散"(乌贼骨、象贝母),略效,但未根除,胃痛时发时止,缠绵年余。

转眼到了 1960 年暑假,那时正是国家困难时期,听说家乡生活很差,吃不上饭,在学校每日"两稀一干",还不至于饿得很,遂决定不回家,留校一面勤工俭学,一面在学校开的制针厂制作针灸针,自己给自己治病。因有去年暑假在家乡给人治疗的"经验",便施用针灸,每晚扎针、施灸,中脘、内关、足三里为主穴。轮换使用,效果还真不错,病情逐渐好转,到暑假结束时,症状就基本消失了。经钡餐透视,龛影消失,溃疡已愈合,尔后未再复发。自己给自己应用针灸,40 多天治好了溃疡病,在 6 年的大学生活中,是一大幸事。

六、闭合折骨治疗骨折畸形愈合获成功

1964 年 5 月 26 日,收住院一例"右胫腓骨骨折畸形愈合"的患者。科内研究,西医意见切开复位内固定,杨锡瑕老中医则认为,可用酒糟熥法行闭合折骨术。患者怕开刀,同意用老中医的方法。病员由我管理,故闭合折骨过程由我帮助杨老医生操作完成。

患者孙某文,男,19 岁,章丘县人,住院号 4178。诉右小腿摔伤 70 天。伤后在当地某医院拍片诊断为右胫腓骨骨折,予管型石膏固定。6 周后去石膏,发现右小腿畸形,不能行走,给中药外洗无效来诊。查体:患者一般情况良好。右小腿中段向内向背侧成角畸形,异常活动不明显,局部微肿,膝关节活动尚好。右足下垂,踝不能主动背伸,足背皮肤感觉略迟钝。拍 X 线片示:右胫腓骨小斜形骨折,断端间有少量骨痂形成,断端向背侧成角 30°,向内侧成角

15°。诊断:右胫腓骨中段骨折畸形连接伴腓总神经轻度损伤。治疗过程:先以二号洗药煎水外洗。第四天,用酒糟熥(酒糟适量,分装2袋,加热蒸透,轮换热熥患处),历2小时,然后在全麻下行闭合折骨术。用绷带卷三个(直径约3 cm),其一置小腿中段后内侧高突处,另两个分别置于小腿前外侧两端,外用两木板压于绷带卷,木板外绕布带供牵拉。用三点加压法:术者双手拉布带,足蹬内侧木板,徐徐用力,听到响声,观察畸形已纠正,停止操作,用常规小夹板固定,外附长夹板包扎。术后X线透视骨折对位对线良好。30天后拍X线片示:右胫腓骨折向背侧成角0°,向内侧成角3°,有中量骨痂形成。足下垂已愈,踝关节活动良好,可下地扶拐行走。住院43天,痊愈出院。

据杨老医生经验,酒糟(或加少量的酒或醋)蒸热外熥,可使肌肉松弛,粘连松解,骨痂变软,用于长骨骨干部位骨折畸形愈合者,施行闭合折骨容易成功,用于靠近关节的骨折,效果较差。

当年见证了杨老医生这一经验的成功,尔后未再应用,但曾用酒糟熥法治疗骨折迟缓愈合数例,体会到酒糟外熥有促进骨折愈合的作用。现今难以得到酒糟,治疗骨折迟缓愈合常改用中药熥法或外敷药膏,亦效。

七、一剂丹参酒,喜得妻双侄

30多年前,我在单位而家在农村,每到秋收,必定要回家帮着干活,1964年秋照例。来到岳母家,说及妻弟夫妇之苦恼,结婚2年多了,仍未怀孕,想治治。经过简要望闻问切,认为弟妻证属肾气虚弱,兼有血瘀,月经不调。我爱人是乡村医生,给打听了个偏方,用红谷子米煮酒喝。我想,何不把药与酒相结合?便开了一方：丹参 2 斤，菟丝子 2 斤，红谷子米 2 升(约 10 斤)，将丹参煮水与米及菟丝子同煮，制成"酒糜"，加大曲 1 斤、引子适量发酵，酿成酒。我爱人对酿黄酒小有经验，1 周的时间备齐料，按步骤制成了"酒糜"，盛于缸内，3 天发酵，5 天"掉糟"，酒已成便开始喝。每日于早、午、晚饭前各喝一大杯，一剂酒喝了半个多月。因没买到红谷子，喝完后没再煮酒，事情就放下了。春节期间亲戚见面，知弟妻已无症状，月经正常。1965 年 3 月，我爱人来信说弟妻怀孕了。农历十一月初十，我爱人给弟妻接生，生了个男孩。全家欢喜。又过了两年，第二个妻侄降生了，也是我爱人给接的生。而今两个妻侄，均已成家立业，说起这些家常事，妻弟夫妇，仍喜形于色，情意浓浓："姐夫处方，姐姐酿酒接生，孩子健康成长"，放到谁身上，也是大喜事啊！

中药煮酒治病，是常用的治法之一，如菟丝子酒、补骨脂酒、薏苡仁酒等，至于丹参煮酒，未曾查考，只是偶然想到，意用其"活血行血"，以调经而已，想不到一剂丹参酒，喜得二妻侄，虽不算"歪打正着"，也算是额外的收获了。

八、第一次作学术报告

1964 年 12 月 16 日，山东省中医学会第二届年会暨学术报告会在山东省科技馆召开，医院骨科安排我去作学术报告。我有点犯难，因为自己是科里最年轻的医生。但当时情况无法推辞，也就"勇敢"接受了任务。参会的人有 200 多，除领导人外，都是全省各市、县有名的中医师。会上收到论文 418 篇，大会报告 87 篇，后编入《论文汇编》中(1965 年 9 月印)，我讲的编在 165～170 页。

我介绍的内容有两项：①中医治疗两例孟氏骨折的体会；②陈

旧性骨折脱臼的治法介绍。今天看来,实在算不上是学术报告,但在当时却是比较新颖的内容。两例孟氏骨折,是伸直、屈曲两种类型。当时对这样的骨折,西医大都采用手术治疗,中医的治疗方法大多不得要领,效果较差。我们科用老中医的闭合手法整复是先整复桡骨头脱位,尺骨骨折则很易复位,然后用小夹板固定。此法治疗基本不会失败,效果相当好。第二项内容介绍了我们用中药熏洗、中药外熥、蒸酒糟外熥的方法,治疗骨折迟缓愈合、骨折畸形愈合、陈旧性关节脱位。具体介绍了方法、适应证、注意事项等。还列举了两个病例,一例是骨折 70 多天的胫腓骨折畸形愈合,用酒糟熥法闭合折骨成功(展示了 X 线片);一例是肩关节脱位 47 天,用酒糟熥法闭合整复获得复位。这些内容突出了中医特色技术,深受与会者欢迎,分组讨论时,许多与会者询问很仔细,我都一一回答。

　　会议学术气氛很浓,分组讨论热烈,除几篇理论性文章外,大部分是中医中药治疗疾病的经验介绍,内容涵盖临床各科。这次参会,收获很大,使我深切认识到,在临床工作中,要精心观察病情,详细记录,积累资料,注意总结实践经验;同时,要锻炼写作能力和语言表达能力。这些收获,对我尔后的临床工作及经验总结、教学活动都发挥了一定作用。

九、一次必然的失败

　　1965 年,医院制度规定,每周一早上全院门诊科室提前半小时上班,收拾卫生。正值周一,骨科门诊 6 人在忙着擦窗抹桌时,一女患者由家人扶着进了诊室,一看便知是位孕妇,七八个月的样子。我停下手中的活接诊。得知患者早晨下床,地滑跌倒伤了左肩,检查为左肩关节盂下型脱位。当时想,这很简单,凭"经验"很容易复位。因其他同事正忙着,就没请他们帮助,自己治起来了,让患者躺在床上,用"足蹬复位法"整复。整复过程中,感觉不正常,没有典型的"复位音"和"复位感",意识到出问题了,马上开了 X 线拍片单,让患者去拍片。半个多小时片子出来了:左肩关节盂下脱位伴肱骨大结节及肱骨外科颈骨折!怎么办?忙与科主任联系,收住院了。住院后,伤侧臂外展皮肤牵引,肩部肌肉充分松弛后再予整复,然后拍片证实确已复位,骨折对位亦良好,这时大家才算放心了。在科主任主持下开会,分析出错原因:第一,思想上的问题。虽说是主观上想快给患者治疗,实则是重视程度不够,麻痹大意,自满情绪,认为是"轻而易举"的事。第二,诊疗程序错误。没有做必需的辅助检查(X 线)就匆匆予以治疗。第三,对病情缺少分析。只看到"伤"的一面,没考虑全身情况:怀孕近 8 个月了,骨质有疏松;再说,若因疼痛流产了怎么办,太冒险了。第四,整复方法选择不当。不应运用足蹬法,而应选择更稳妥的"三人整复法"。大家的分析与批评,使我心服口服。所幸,患者情况良好,住院 1 个多月,骨折愈合了,马上要到预产期,就出院生产去了。因我深刻认识了自己的错误,态度较好,一再诚恳向病家道歉,病家很通情达理,没有追究什么责任。

俗语云:"初学三年,走遍天下;再学三年,寸步难行。"说的是行医人的"通病"。对这一患者的诊疗失误,给我的教训太深刻了,思想上、技术上都不过硬,出问题是必然的。从此以后,我加深了"全心全意为人民服务"的思想修养,技术上虚心学习,实践中小心谨慎,深思熟虑,精益求精。吃一堑长一智,失败是成功之母,行医近 50 年了,辗转五家医院、一个门诊部,未再犯类似错误。但愿今生这是唯一的一例。今记之,以警后来者。

十、年龄最大的桡骨小头半脱位

1965 年某日,门诊接诊一张姓男子,诉右肘疼两天。两天前用右手提重物后,发现右肘疼痛,不敢活动,即去医院就诊。两天内去了两所省级大医院,拍 X 线片骨关节未见异常,均诊断为软组织损伤,给服止痛片无效。检查右前臂内旋下垂,肘关节活动受限,无明显肿胀,桡骨小头部有压痛,右前臂外旋则痛重,呈桡骨小头半脱位的典型体征,即按桡骨小头半脱位予以整复。当即听到了"咯噔"的复位音,手下亦有明显的弹动感。患者情不自禁喊了声:"哈哈!好了",遂活动自如。

牵拉性桡骨小头半脱位,是 1～3 岁儿童常见多发性损伤,该男子已经 32 岁了,发生此损伤实属罕见,这是我从医以来见过的唯一一例。可见,有时不能让某病的"好发年龄段"蒙蔽了医生的双眼。

十一、一例特殊的高位截瘫

1965 年冬的某日,有人用筐箩抬着一位患者走进门诊室,将筐箩放在了检查床上。掀开棉被一看,是个小女孩,屎尿臭味扑面而来。病孩家长说:"孩子瘫痪 6 天了,大小便都不知道了。"粗略检查,孩子较瘦弱,神志清醒,语言清晰,自诉无痛苦。查上下肢完全性弛缓性瘫痪。细询病史:病家齐河县人,病孩今年还不满 6 岁,平常很乖,只是有个毛病,时常尿床。6 天前的早晨,孩子还在熟睡,她妈妈发现她又尿床了,很是气愤,便拽着孩子的双手猛力一拉(当时孩子仰卧),小孩"哇"地哭了一声,头以下身子就完全不能动了,大小便也全无知觉。家人便用笆笼把孩子抬去了县医院,拍了颈椎 X 线片,医生说颈椎虽无骨折脱位,但伤了脊髓,县医院治不了,于是便来省中医院求诊。

我第一次遇到这么小的高位截瘫患者,便向科主任汇报,组织了会诊。查看了患者与 X 线片,科主任与老医生们都摇头叹息。经过分析,大家认为发病原因是:母亲拉孩子时,孩子正在熟睡,颈部肌肉完全处于松弛状态,毫无防备。身体突然被拽前移,头沉未动,颈部受到剪切力,发生颈椎脱位损伤了脊髓;孩子被放平时,脱位的颈椎又复位了,所以 X 线片上看不出颈椎骨折或脱位的迹象。这就类似于"甩鞭式"颈椎损伤。当时的条件下,我们无能力再对患者进一步检查和治疗,只好建议他们去省级西医院看看。望着病孩那期盼、失望的目光,望着病孩母亲那泪流满面,悔恨、悲伤、愁苦的表情,我内心的滋味,难以言表,是同情? 是惋惜? 是愧疚?……病孩的不良后果已在预料之中。望着抬着笆笼的人们走出诊室,我的心绪久久不能平静。

十二、小儿吞针,有惊无险

1968 年某日上午,刚查完病房,李护士突然叫了起来:"出事啦!"大家忙向 5 号病床跑去,该床住着一个因股骨干骨折,下肢悬吊牵引的 3 岁小男孩。李护士欲给他打针时,弯腰面对患儿,小孩子怕打针、哭闹、两手乱扒拉，一把把注射针头扒拉掉了，怎么那么巧，针头掉在小孩嘴里，哭闹中一下子咽了下去。大家非常紧张，针头若扎破消化道，后果不堪设想，李护士吓得哭了起来。慌乱中有人说："听人们说过，误吞金属物，可吃韭菜，韭菜可以把金属物包住，从大便排出。"于是马上去食堂拿来韭菜。三岁的小孩哪里肯吃！只是哭闹。大家赶紧抱着小孩去放射科透视，第一次透视，针头在胃里，过了半个多小时又透视，发现针头已下行到肠里了。大家分析：注射针头是不锈钢的，针尖轻、针尾重，从肠道向下运动是重的针尾在前，有可能不会刺破肠道。于是每半个多小时即透视一次，针头逐渐下移，第四次透视时，针头快到乙状结肠了。又过了约 20 分钟，小孩大便，针头果然随大便排出来了，未见大便有血，有惊而无险，真是万幸。此时大家才长长舒了口气。这事给大家的教训非常深刻，尔后仰卧的患者，再未发生异物入口、迷眼、玩具砸脸等险事。

十三、我所见到的"瓷娃娃"

2009 年 11 月 7 日晨，电视新闻播出了罕见病"瓷娃娃"，观后勾起了我的回忆，记起了我所见到的两例"瓷娃娃"。"瓷娃娃"，学名成骨不全或脆骨病，是一种罕见的遗传病，目前还无有效治疗方法。

那是 1968 年，骨科门诊来一妇女，用小推车推着她的儿子来就诊，说儿子 6 岁，已骨折过 16 次，今天早上抱着往床上放时，右侧的大腿又断了。检查发现，上下肢均弯曲畸形，右大腿下段压痛明显，有假关节活动。孩子很聪明，能流利回答询问（无耳聋）。拍 X

线片,见右股骨有几处骨折畸形愈合的痕迹。经内科同仁会诊,都摇头表示无能为力,只好用硬纸壳做外固定以减轻搬动时的疼痛。孩子母亲失望而去。

第二例也是 1968 年,病房收一男童孙某,8 岁,已上小学二年级,早饭后上学途中摔倒,双侧大腿折断,门诊收入病房。检查:患儿精神良好,很聪明,巩膜蓝色,颈后皮肤有淡青色胎记,别无他异。双股骨中段小斜形骨折,断端均向前外侧成角。入院后双下肢置牵引架上进行皮肤牵引,口服接骨丹。治疗 5 周拍片,骨折对位对线良好,已有大量骨痂形成。第 6 周出院。出院 3 个月后,我去家访。正值中午,孙某刚放学回家,行走良好,无疼痛。回家后放下书包就帮他奶奶干起活来,可能是穷人的孩子早当家吧。他 6 岁时父母双亡,和 50 多岁的奶奶相依为命,靠奶奶捡破烂维持生活。朴实的他们对我去家访表示感激。目睹小孙某的家境,我也是感到无能为力,但并非像面对第一例小患者时,对病情无能为力的心情,因为知道孙某属于脆骨病中的轻型(或成年型),相信他将来会长大成人,过正常生活。遗憾的是,我无法帮祖孙俩解决经济上的困难。

电视台播出的是一例成人型脆骨病患者,近 30 岁了。她发起成立了"瓷娃娃"患者协会,自任会长,并在京召开了首届会员大会,说会员登记的已有 100 多人。她呼吁社会关注像"瓷娃娃"这类罕见病患者,给他们更多帮助。

我想,如果小孙某生活在现在,一定会得到社会的关心与帮助……也许,聪明好学的孙某已经过上了美好的生活,但愿这不是一种空想。

十四、气性坏疽真凶险

凡是闻过气性坏疽那种特殊尸臭味的人,恐怕一生都忘不了。事情已过去 40 年了,想起救治那一例气性坏疽患者的情景,仍历历在目,很不舒服。

那是 1968 年的夏天,某日下午,一个小伙子右手托着左前臂,被数人簇拥着走进诊室,患者极为痛苦的样子。我一看其左手,高度肿胀,布满水疱,肤色光亮,红里带紫。一边给他松解前臂固定的夹板,一边询问怎么回事。小伙子姓张,是济南铁厂的工人,休息日爬树上掏喜鹊蛋,上了不到 3 米高,掉了下来,当时一看左前臂有伤口,骨头尖露了出来,害怕了,顺手把伤臂拉直,外露的骨头缩了回去,然后急忙去医院就诊。接诊医生看到伤口不大,亦无大出血,就消了消毒,包扎起来。拍片为尺桡骨骨折,予整复,夹板固定,回家了。过了一天,伤处痛剧,越来越重,手亦迅速肿胀,并有发烧,认为是骨折后的正常反应,又过一夜。来诊时是伤后第三天下午。察看前臂已变色,中段掌侧小伤口已腐烂,手指一扪,有气泡带着紫黑血水逸出,一股极为难闻的尸腐臭味扑面而来。周围人大惊:"是典型的气性坏疽!"全科人都动起来了。在董主任(西医)带领下,一边布置安排病房隔离单间,一边通知手术室准备紧急手术。从安排好病室,手术前准备完毕,也就不到 2 小时,患者已处半昏迷状态,体温超过 40 ℃。左前臂肿胀,皮色红黑带紫,已近肘关节。环形截肢手术开始了。截肢面节节上延,直至上臂中上三分之一处,才见有较新鲜血液流出。就在这里截!刀口以下的组织均已变成暗紫色,不出血、无弹性,真是像《外科学》上描述的,就象是煮熟的牛肉,但却是恶臭极了。伤口不缝合,皮肤色泽良好,用胶布牵引以防回缩;创口每日用过氧化氢冲洗 2 次并湿敷;全身用抗生素、支持疗法。至下医嘱时,才发现还没办完住院手续呢。时间已是下午 6 点,但参与手术的医护人员,谁也吃不下饭,那种恶臭味,怎么也挥之不去……在医护人员的精心治疗下,患者脱离了危险,住了两个多月,创口愈合出院了,但却永远失去了左臂。

救治这一例患者给大家带来的触动很大,尔后都用心遵守接诊规程:①接诊有伤口的患者,特别是四肢开放性骨折,必须彻底清创;②必须严密观察病情变化,体温、伤口疼痛、肢端肿胀、肤色、温度等,如有异常及时处理;③医护人员,特别是一线人员,要时时绷紧"预防特殊感染"这根弦,以预防气性坏疽、破伤风等(在此之前,有一例外地感染的破伤风患者在病房中死去)。

气性坏疽的凶险,见一例就再也不会忘记!幸好,至今未遇第二例。

十五、骨上钻孔长新皮

刘某某,男,24 岁,济南某建筑队工人,工作时不慎被砖砸伤左小腿,因天热没穿长裤,砖顺小腿内侧向下滑擦,把小腿内侧皮肤大片撕脱,胫骨中段内侧面暴露,但未发生骨折。经门诊初期处理,因伤口皮肤缺损无法缝合,收住病房。住院近月,创口仍未愈合,创口皮肤边缘已变得光滑而硬,不生肉芽。胫骨暴露面积约 2.5 cm×4 cm,创口虽无感染,但无植皮条件,怎么办? 同事老邵说,骨钻孔可改善血运,可试试看能否促生肉芽? 于是用最细的钻头在暴露的胫骨面上钻了五六个孔（只钻透骨皮质），从骨孔中渗出暗红色血液，用消毒的生肌膏油纱覆盖。三天后揭开油纱布，发现骨孔周围有似肉芽样的鲜红色组织，未擦拭，再换油纱覆盖。三天后又揭开看，每孔周围长出像小丘样的一堆鲜红肉芽，骨孔已近闭合。当时大家都感到惊奇。经近月时间如此换药治疗，创面竟然被一层肉芽覆盖，表面由鲜红色变为淡黄色："创面居然长出了新皮肤！"从钻孔到创面愈合近两个月，患者高兴地出院了。当时，大家都将它作为一件幸事，常常谈论，分析认为可能是创口边缘在换药时的搔刮，致皮肤细胞播散而生长成了新皮肤。因为这个患者自始至终都是我管理的床位，所以虽然已过去了 50 多年，却一直铭记在心。

随着科学技术的发展，近年来"骨髓移植"技术兴起。骨髓干细胞可分化出多种细胞，血液的、神经的……近日电视报道了一例干细胞移植术，使损伤的脊髓得到部分修复。而今我想，当时的骨上钻孔法，是不是一次"自身骨髓干细胞移植"呢？是否有可能是：骨孔内渗出的骨髓含干细胞，与皮缘刮下的皮肤细胞混合了，在局部无菌条件下分化了，生长出大量皮肤细胞，最终长成了皮肤？再者，生肌膏是否给细胞生长创造了条件？这种推想，但愿将来有研究者能验证一下。

十六、参附汤回阳救逆愈"脱证"

1968 年初秋的一天，我回家探亲。刚进家门，背包还没来得及放下，本家的大叔就急急火火跑来喊着我的名字说："快去看看你大婶吧，快不行了，看看还有没有救。"我二话没说跟着大叔跑到他家,一进大门,看到几个木工在做"棺材"。大婶躺在屋里炕上,很瘦,喊她时发现意识已经模糊,舌已变硬,言语不清,面色㿠白,双侧寸口脉均触不到,手足冰凉,皮肤弹性很差,一派"脱证"之象,真阳欲绝,真的"快不行"了。大叔简要讲了病史:半个月前拉肚子,在村卫生室拿药吃了也未见效,身体越来越差,曾打吊瓶亦不见效,逐渐不能吃饭,腹泻稀水仍不止……拉肚子前身体并无大病。

我立即开了方子:附子五钱,人参三钱,让大叔赶紧去公社医院取药。山路无车,来回20余里,一个多小时后才取药回来,煎药又用了半个多小时。此时,大婶已不能张口,只得用筷子撬开牙关,把药灌了进去。约过了半个小时,大婶睁眼了,面色转红,张口想说话。桡动脉开始触到微弱搏动,看来有转机。又过了2个小时许,把药的第二煎喝了下去,病情逐渐好转。第二天一大早我就去看望大婶,已能翻身,并能扶着坐起,想喝稀饭了。又开了三剂益气健脾四君子汤,人参改党参(因其家中贫寒,人参太贵),再加饮食调理,五日后转危为安了。

大婶虽已50多岁,平素身体并无大恙,在田里家里都很能吃苦,这次大病是当时治疗不当造成的。从死亡线上被拉回来后,每逢见面大婶都唠叨:"多亏俺侄儿救了命才活到现在。"大婶又活了十多年,70多岁才去世。

参附汤救"脱证",早在1960年医院见习时,即已目睹过:小儿麻疹重证,由热毒盛转成真阳衰者,老师用大剂量参附汤,有时附子、人参各用到一两,煎汤鼻饲。有的小儿已经心肺衰竭翻白眼了,还能抢救过来,那时即从心底佩服参附汤"回阳救逆"的疗效。救治本家大婶,还是亲历的一例。而今,常见报载中医"火神派"使用大剂附子救治重证,有人持异议,余则深信之。在当今不断出现诸如SARS、甲型H1N1流感等大量新病种的情况下,经方重剂治大病的经验,值得着力研究与发扬。

十七、遭遇"辨证论治"的困惑

1969 年某日,病房收治一例右侧肋骨骨折患者,成年男性,是常见的单纯肋骨骨折(右侧第 7、8 肋),但却出现了"皮下气肿"。当时分析是,骨折断端刺破了肺脏并伤及胸膜,肺内气体通过伤口逸入皮下,形成"皮下气肿"。患者一般情况良好,除肋骨断处疼痛外,无明显咳喘、憋闷等症状,X 线检查亦无气血胸。查患者右背部、腋下、前胸以及右侧锁骨上窝连颈右侧弥漫性膨隆,以手按之,如囊包气,扣之有嘶嘶响声,手下有捻发感,呈典型的"皮下气肿"征。

中医学中,无"气肿"病名,按"伤脏腑"之病机,可有肺气不宣、肺气郁闭,或肺气壅滞、肺气不敛等,但无"肺气逸出"之病理。肺主气,肺主皮毛,主宣发肃降,气逸皮下形成"气肿",如何辨证施治?理不明,法难立,方药便难处。是应宣肺,还是降气,抑或敛肺?从"辨证施治"的角度考虑,真是碰到难题了。面对患者,只得按骨折处理,局部外敷祛瘀消肿膏,绷带包扎,内服活血祛瘀片。此外,试着给开出"理气汤"(本院经验方:柴胡、香附、郁金、桔梗、前胡、枳壳、厚朴、元胡、川芎、红花、丝瓜络、甘草)。这不违反治疗肋骨骨折的常规,但有些担心,方中的开肺宣肺药会使"肺气逸"加重吗?在密切观察下,用药三日,皮下气肿消了。何理?西医讲是"吸收了",中医如何理解?难道是肺气宣发,气从皮毛而"散出"了?抑或是"气随血行"而吸收了?(有悖中医理论"血随气行"。)"气无形",难以证明。遗憾的是,尔后未再遇见如此典型之皮下气肿病例,所以很难验证"理气宣肺可消气肿"的正确性,于是"辨证施治"遇到的困惑亦就不了了之。

"辨证施治"是中医治疗学的核心理论,也是中医治疗学的特色与优势,熟练掌握了"辨证施治"的中医人,可以依此"以一变应万变",理、法、方、药之路总是畅通的。但是,现实医疗活动中,并非一帆风顺,常有"尴尬"的时候,最常见的是"无证可辨"。诸如无症状高血压、无症状糖尿病、无症状肿瘤……大多是在例行体检时偶然发现的。对此,"辨证施治"就不灵了。科学是不断发展的,人们对客观世界的认识是不断深化的,作为中医人,观念亦应逐渐改变,不再固守原有的"辨证施治",而应"辨证与辨病相结合""宏观辨证与微观辨证相结合""辨证用药与靶向用药相结合"等新的理念与方法。这是医学的进步,是中医学的创新与发展,是"创立我国新医学新药学"的有效途径之一。现时,有人说这是"中医西化",非也。所谓"西化"是不相信中医学是科学,只认为西医学才是科学,诸如"辨证施治"的变化与发展,与"西化"是两码事。"实践是检验真理的唯一标准",中国的新医学新药学必然在实践中逐步形成。

十八、难忘诊治创伤骨折最多的一天

1969 年腊月某日,星期天。我与胡护士带领两名医生值门诊班,从早到晚,一刻未闲。中午饭是在诊室吃的,一天下来,向夜班的同志交接完毕,此时才感觉到完成任务后的轻松。查阅登记本,共诊治创伤骨折 43 例!一天诊治如此多的新鲜创伤骨折,是从未有过的,尔后亦未有此情况出现。骨折病例中,锁骨骨折 3 例,肱骨外科颈骨折 2 例,股骨颈骨折 2 例(收住院),髌骨骨折 2 例(1 例收住院),踝部骨折 5 例,桡骨远端骨折 29 例。此外,还诊治其他损伤 20 多例。

　　如此多创伤骨折的发生，是在特殊地点遇到特殊条件造成的。省中医院大门前是文化西路，再往西北是经七路，两条马路间有山水沟街相连，在省中医大门西边不远就是经七路与山水沟街交汇的丁字路口，既有上下坡，又有两个拐弯。当时，头一天傍晚下了小雨，路面结冰，夜间又下了一层雪。早晨行人走路都异常艰难，一不小心就摔跤，骑自行车的人，下坡、拐弯时十有八九会摔倒，就诊的患者当中，多数为骑自行车摔伤的。因这个地段距省中医院最近，"省中医院骨科好"名声在外，故患者伤后大多来此就诊。"骨科好"名副其实，正骨技术过硬，平素工作井井有条，忙而不乱，已成传统。整复室整复固定用品准备齐全，专设"夹板柜"，制作好的各种夹板摆放有序，棉垫、绷带、扎带、纸板、剪刀等等，顺手即可拿到，非常方便。这一日来诊的骨折患者，受伤距就诊时间都很短，大多在 1 小时以内，骨折正处在"无痛期"，故整复一般不用麻药，一经明确诊断，通过熟练的手法和同事们的默契配合，很快即可完成整复与固定。如桡骨远端骨折，整复连夹板固定完成，一般不超过 5～8 分钟。固定完成后（有的需 X 线透视一下）向患者交代完注意事项，骨折的初期处理就完成了。就这样按部就班，忙而不乱，一天下来虽然有些疲劳，但却心情愉快，体验到了完成"任务"后的满足。但美中总有不足，留下条"小尾巴"：夹板柜里准备好的夹板有好几种已经用完了，接夜班的同志们就得自己亲手制作夹板以应当班之需，并尽可能为第二天的工作做好准备。同志们毫无怨言，已成习惯了。

　　这一天，练就的整骨技术得到极好发挥，良好的工作秩序得到有效检验，本人作为住院总医师，管理工作的成就感温暖着心田。

　　时间一晃 40 多年过去了，回想诊治新鲜创伤骨折最多的那一天的情景，仍历历在目。这一日是忙碌的，也是愉快的、满意的。虽然没有表扬、没有奖励，但那种救死扶伤的荣誉感，在自己的心中留下了抹不掉的美好回忆。

十九、操刀体验首例针麻手术

20世纪六七十年代,国家的卫生工作方针是"把医疗卫生工作的重点放到农村去",提倡"一根针一把草,少花钱治好病"。在此背景下,《中草药验方》纷纷出版,"新医疗法"相继出现,同时兴起了"针刺麻醉术",在全国许多医院,神经外、胸外、骨外、普外等科都开展了针麻手术。在山东省中医院的首例针麻手术,是由我与一助手做的"髌骨骨折切开复位内固定术"。

1969年底某日,一患者因髌骨横形骨折住院。骨折块分离较远,闭合整复失败,决定予切开复位内固定,并决定试用针麻。手术日,由针灸科方医生实施针刺。术前准备停当后,方医生选了患肢解溪、三阴交、足临泣等穴位。他在行针,我们手术者就在患处测试止痛效果。约20分钟后,患处皮肤已无疼痛,手术开始。据外地经验,手术操作要快、轻、稳、准。我预定了切口的部位、长度、深度,下刀之前,心情真有点紧张,心中没底。若一刀下去,患者疼得厉害,喊叫、动起来,怎么办?手术台边还有数人在参观,更增加了紧张气氛。为了观察针麻效果,也就下定决心,壮着胆子,一刀切了下去。切口按设计切开,患者无疼痛反应!真是奇了!在场人虽相视无语,却露出喜悦的眼神。手术在迅速施行:止血,清理瘀血,切除夹在骨块间的软组织,骨块钻孔,穿钢丝,将骨块对正后拉紧钢丝固定。一系列程序,手术区均无疼痛,只是最后助手在缝皮时,患者诉稍有疼痛,但很轻。整个手术过程,术前准备好的局麻药一点未用,首例针麻手术非常成功!此时,作为手术者,我的紧张心情才算放松下来,与大家共享成功的喜悦。大家都向方医生伸出大拇指,称赞其高超的针刺技术,赞赏针刺镇痛的神奇效果。

尔后,省中医院又在骨科、普外科开展了数例针麻手术,但效果均不理想,存在的问题与外地报道的类似:止痛不完全,肌肉松弛度欠佳,刀口牵拉痛,针刺"诱导"时间长,患者配合度较差等。尔后,随着"针麻热"的降温,省中医院的针麻手术就不再施行了。

不论针麻手术的成功或不完全成功,都显示了针刺镇痛的有效性,这是千真万确的事实,证明了"经络学说"是了不起的科学!使人们认识到中国医药学的确是个"伟大的宝库"。由针麻手术引起的后续效应,是"针刺镇痛原理""经络的实质"研究的兴起和深入。近半个世纪,医学界、科技界的有识之士,已经努力了多年,但经络的奥秘至今仍未揭开。近日,欣喜地看到一篇报道:"973计划项目基于临床的针麻镇痛的基础研究获进展,针麻手术有了系列操作规范",用高科技手段"开启了从细胞和分子水平来阐明针麻镇痛的物质基础和生物学机制的研究"(《中国中医药报》,2009.5.27,第2版)。相信随着科学的发展,"针麻原理""经络的实质"一定能够得以阐明。而今,世界已掀起"针灸热",古老的中国医药学正在为世界人民的健康事业做出贡献。

二十、因祸得福丁某英

1970年的一天(具体时间记不清了),我所管的病房收住了一名女患者丁某英,因被三轮车撞伤致右胫腓骨骨折,予跟骨牵引加局部夹板固定。书写住院病历时得知,其平素身体健壮,因不识字,在山东剧院门前看自行车维持生活,30多岁了,已结婚10年仍未生育,月经不调,但未当回事从没治过。住院2个月左右,骨折愈合出院了。

过了三四年,偶然路过山东剧院看车处,丁某英认出我来跟我说话。她拉过旁边站着的一个小男孩儿,约有 3 岁,说是她儿子,然后道:"得感谢你!你治好了我的病,出院后月经正常了,不久就怀孕了。"我回想了一下,可能是住院期间服用的"活血祛瘀片""七厘散""接骨丹"起了作用,活血化瘀起到了调经作用,所以月事正常,怀孕生子。她很开心地说个不停,我亦感到了给人治病带来的欢乐与欣慰。

我用"活血化瘀"法治疗月经不调,治愈不少病例,病愈生子的就有近十例。而今在骨关节病专家门诊,仍时有熟人找来让给"调经",虽有"跨科执业"之嫌,但人情难却,亦就尽心为其处方,不乏有病愈消息的反馈。同事戏称"王老师成妇科医生了",一笑了之,也称得上是"无心插柳柳成荫"了。

二十一、巧施正骨手法整复距骨骨折分离移位

1972 年,我在新汶矿务局中心医院外科做临床教学工作。某日,收治一井下工人,20 多岁,就诊前 2 小时从高处坠下,双足着地,右足伤重,检查见右踝肿胀严重,按之波动,踝前后饱满,深按可触及骨性突起。拍 X 线正侧位片示:右距骨颈、体交界处横形骨折,骨块前后分离移位,脱出"踝穴",内外踝无骨折。足部血运好,全身情况佳。科内缪、张两位主任都是高年资西医,决定予切开复位内固定,我用商量的口气提议:可否试行用手法整复?他们说,以前无先例、无经验,可以试试。于是便打了腰麻。

整复在放射科旁的整复室进行。当即遇到难题:整复手法必

须一手握足前部,一手握跟骨部,才能大力牵引,但足跟部却握不牢,拔伸用不上力。大家设法,在跟骨上横穿一根"斯氏针",用消毒纱布保护住针孔,由下助手一手环握住跟骨与斯氏针部,一手握足前部,踝关节中立位;上助手握膝上方,上下助手对抗牵引。我用双手扣住踝前后施行推按手法,同时让下助手在大力牵引下将患踝极度屈伸活动。活动数次后,我手下有了"骨块复位感"。再屈伸数次,手中骨折摩擦感消失,变为"滑利感"。停止整复,在保持踝中立位下,速行 X 线透视,见距骨骨折块对位良好,便在此位置迅速予石膏靴固定(把斯氏针固定在石膏内,两端露出)。固定后拍 X 线片:距骨骨折块完全复位。此时,大家既高兴又感惊奇,我亦深感成功的喜悦。固定 8 周后,拍片见骨折线已基本消失,便拆除石膏,拔除斯氏针。尔后以中药熏洗,逐步锻炼踝关节活动。半年内数次回访,恢复良好;一年后追访,患者已回到工作岗位。

该例骨折是闭合整复难度较大者。整复成功的原因在于:一是熟悉踝关节的解剖结构及功能特点而利用之。踝关节腔是个密闭的腔,内外踝与胫骨下端构成了"踝穴"。在踝关节中立位大力牵引下,踝穴内产生"负压",负压吸引迫使骨折块靠拢;踝的屈伸活动使踝穴对距骨起"模造"作用,从而使骨折块完全复位。二是谨遵"凡捺正,要时时转动使活"(《理伤续断方》语)的方法。踝的屈伸,使骨块在踝穴内"运动"中复位,这是整复关节内骨折常用的巧妙手法。三是该院骨外科条件好,工作人员、手术器械等平时基本处于"临战状态",能及时熟练地救治外伤,并且能及时进行 X 线检查。这些条件,使该骨折的整复固定得以顺利进行。

正骨手法,强调一个"巧"字。正如《医宗金鉴》所说:"正骨者,须心明手巧,既知其病情,复善用夫手法,然后治自多效。"距骨骨折分离移位,闭合整复难度较大,整复成功是巧用手法的又一例证。

二十二、张老汉死后风波

1972 年秋,新汶矿务局中心医院外科给一 60 岁的张老汉做腹股沟疝修补手术,手术顺利。术后回病房,半小时后死亡,引发一场风波。死亡的直接原因是呼吸道阻塞窒息,阻塞的原因,一是护理不当,二是归咎于中药麻醉。中药麻醉的缺陷是苏醒慢,舌后缩,阻塞气道。如预料及此,术后及时使用促醒剂,醒前插入口咽管以保证呼吸道通畅,即可预防窒息死亡。该老汉术后未苏醒即转入病房,未做醒前处理,只是让其家属观察病情,家属没有医学知识,看到患者在"熟睡"且"鼾声漉漉",认为是沉睡,过了约 20 分钟,鼾声停止。一会儿医生到病房巡视,患者呼吸、心跳已经停止,抢救已无济于事……院方以责任事故给予经济赔偿了事。

风波停留于"中药麻醉"的争论。医务人员分成两派,一派认为中药麻醉是新生事物,采用中药麻醉进行探索,无可厚非,事故出在术后处理不当;反对派则认为中药麻醉是"瞎胡闹",放着正统的麻醉(西药)不用而用中药麻醉,是"赶时髦,跟潮流",是"草菅人命"。两派闹得不可开交,甚至影响了正常的工作。最终反对者胜,该院尔后再未使用中药麻醉。该风波虽与我无涉,但我的心情却久久不能平静。

中药麻醉之兴起,是在 20 世纪 70 年代末 80 年代初。一时间,徐州、南京、武汉等许多大城市医院都在开展中药麻醉,投入不少人力物力,取得了明显成绩。证明中药洋金花、乌头、茉莉根等都有全身麻醉的作用,但尚存在不少缺陷,如苏醒慢、舌后缩、肌肉松弛差等,手术中尚需西药辅助,且制剂工艺复杂,剂量控制较难等。

这些缺点阻碍了中药麻醉的深入开展,其兴盛一时,便逐渐销声匿迹了。

中药麻醉,其实并不是新生事物,而是"古已有之"。众所周知,早在汉代,名医华佗已用"麻沸散"给患者服用而进行复杂的外科手术,唐代的《仙授理伤续断秘方》中已载有两首麻药方。在西方麻醉术进入中国前,中医外科手术、正骨手法前,都采用中药麻醉止痛。中药麻醉是中医药宝库的重要遗产之一,值得努力发掘,加以提高,不能轻易放弃。如果能好好总结经验教训,克服中药麻醉尚存在的一些缺陷,积极探索中药麻醉的规律,提高应用的有效性和安全性,补西药麻醉之不足,有可能创造出独具特色的"中国麻醉术",造福人类。中药麻醉就算以后会被摒弃,作为中医学发展的一部分,亦希望大家能对它的兴衰有所了解。

二十三、一部短命的电影

20 世纪 70 年代初,全国进行教育革命,学制要缩短,要开门办学。于是,在 1970 年,山东中医学院与山东医学院合并,改称"山东医学院",中医学院成为一个中医系,医学院分成三个大队,分散到 24 个教学点,出现了"山东大地红烂漫,遍地都是医学院"的局面。我在三大队新泰教学点,1971 年招收了第一届工农兵学员。1975 年,全国及山东省召开了卫生工作会议,要求把医疗工作的重点放到农村去,要继承发扬祖国医学遗产,走中西医结合的道路。在这样的大背景下,我产生了拍一部"中医正骨经验"教学影片的想法,目的是:①改革教学方法,缩短教学时间,提高教学质量;②继承老中医的正骨技术,交流正骨经验;③促进中西医结合,提高我们科的医疗技术水平；④有利于开门办学，培养基层医生，在基层传播中医正骨知识与技术。我的想法得到科内同事的大力支持，向院领导作了汇报，得到院领导的赞同。于是我学习了有关电影的基本知识，写成了电影剧本台本，剧本得到了有关专家的肯定。

在我的"撺掇"下，成立了电影摄制组，医院的数名中层干部为领导小组。摄制组成员有摄影师一人、制片一人、编辑四人，"演员"是医院骨科的中西医护人员共 20 多人。我是编剧、策划，又当导演，又当演员，做了详细拍摄计划与物资准备，设立了摄影棚，购买了摄影器材，包括 16 mm 摄影机、放映机、制片机等所需物品。整体规划得到了院领导的批准，1976 年 3 月上旬开机，预计 1976 年年底完成。

拍摄工作顺利进行，拍摄内容除必要的外景，主要拍五部分：序言与骨折概述，新伤骨折的治疗方法，陈旧性骨折的治疗方法，关节脱位的治疗方法，软组织损伤的治疗方法。拍摄方式是采用写实方式，即充分利用我院骨科病房、门诊患者多的有利条件，选择所需患者，在治疗过程中演示规范操作，治疗结束时一组镜头亦就完成了，然后制片、配音。1976 年 6 月中下旬，我们已拍摄了所需外景及一部分骨折、关节脱位的镜头。

拍摄工作顺利进行着，不料一声惊雷，消息传来，执行上级指示，山东医学院与山东中医学院要分家，各归原位。摄制组解体了，电影拍不成了，摄影师等主要技术人员走了，并带走了所有值钱的设备，只剩下一个空荡荡的摄影棚。作为策划、编剧、导演、主要演员的我，失落的心情无以言表，惋惜、愤怒、无奈，心中的滋味是无人能想象得出的，我如何面对老中医、科内的同事们？！幸好他们都是"临时工"，招之即来，拍完一组镜头就各干各的事了，各种怨言说了几天也就过去了，没有人怪罪于我。

教学电影筹备了一年多，刚刚拍了个头，就这么夭折了，留给当事人的只是一桩莫大憾事！所幸的是,利用拍电影的遗存条件,把电影设计的主要镜头拍成了照片,由画师依照片绘成了线条图,这便是我与邵光湘主任所著《临床正骨学》的插图(手术图由邵主任设计)。1979年调至济宁医学院后,仍想将"正骨经验"拍成电影或录像作教学用,留下可视的"正骨"资料,但时过境迁,人事皆非,终未实现理想。一部教学电影彻底销声匿迹了,只遗留一部剧本。

二十四、没有著作者署名的《临床正骨学》

教学电影《中医正骨经验》拍摄工作中途夭折后,我决定以著书的形式表达继承发扬祖国医学遗产的意志,于是便利用拍电影遗存的条件(摄影棚、照明等设备),重新组织人员,将电影剧本设计的特写、大特写镜头拍成了照片,聘请了画师依照片绘成了线条图,这便是《临床正骨学》的插图(西医部分的手术图由邵光湘设计)。书稿则是电影剧本与《正骨讲义》(我给全省骨科师资班的讲稿)合并写成的。1977年底,《临床正骨学》的书稿已完成,并决定由山东科学技术出版社出版。

当出版社征求该书作者署名时,一桩意想不到的事发生了,中医学院的主要领导人指示,该书署名一定要写梁某某。我们很惊奇,这位领导的指示太无道理了！该书梁某某一个字也没写,怎么可以署他的名字呢。医院的领导们亦认为此指示"不合情理"(当时尚无著作权法),群众亦纷纷"抱不平"。还是领导有办法,设计了一出"弄假成真"的拍照闹剧:让梁某手拿书稿,做出阅稿改稿的样子,想拍成照片作为"作者"的证据印在书中。可惜这一闹剧演砸了,梁某半躺在病床上(已病重),手拿着书稿打哆嗦,上身支持不住了,他放下书稿,吃力地说了句"算了吧,就不要署我的名字了,谢谢领导的好意",拍照剧尴尬收场。事情搞得太僵了,我下狠心说"把书稿烧掉算了",出版社的人急了,说"出版计划不能变更"！经许多人"做工作",我心软了,妥协了,中医学院的那位领导人也灰心了,服从了出版社的意见,书面上不署著作者的姓名,只署"山东中医学院骨科教研组、中医学院附属医院骨科编",这就是我们看到的没有著作者署名的《临床正骨学》。中医学院的那位领导为什么执意要在书上署梁某的名字,到底我也没弄明白。署名风波早已过去,但《临床正骨学》无署名的状况,白纸黑字,却不可能改变了。幸好 1993 年打赢了侵权官司,山东省版权处的决定,确定了我和邵光湘(负责西医部分)《临床正骨学》著作权人的名分,署名"冤案"获得"昭雪"。

事物的发展总是"推陈出新",俗话说"旧的不去新的不来"。这几年,我依据《中华人民共和国著作权法》(2010 年版)第十三条第二款的规定,将《临床正骨学》中我撰著的中医部分分割出来,做了全面修订,融入了近 30 年来临床取得的新经验,著成《明理正骨》一书全国发行(山东科技出版社,2014),这是我继承发扬中医药学夙愿的又一成果。

二十五、简便验方治癫痫

1975 年春,老家的邻居王嫂带着她的儿子到济南找到我,说孩子癫痫病得了一年了,因此到年龄还没上小学。一年前有次站在一汽车旁玩耍,汽车喇叭突然高声鸣响,孩子吓了一大跳,回家后精神不振,大人也没放在心上。过了几天孩子突然倒地,不省人事,口吐白沫,手足抽动,并发出"咪咪"的叫声,一会工夫就好了,发生的事情自己不知道。在乡镇医院看,医生说是癫痫,给了点镇静药,嘱观察。一年来发作了五六次,情况与初发时一样。

正巧宿舍院内住着省立二院神经科的张医生,请他看后认为是癫痫无疑,让他服用苯妥英钠。王嫂说:"咱村某某癫痫吃这药副作用很大,人变得像傻了一样。"不愿服用此药,让我想想中医有何办法。正好手头有一本《中草药验方选编》(山东人民出版社,1970),书中介绍一验方:硼砂三分,青黛一分,山药六分,共研细粉,每次服一钱,每日三次。我把方子给她们,嘱咐按比例先配一剂吃吃试试。回家后照方服用了1个月,没再犯病,尔后也没再服药,奇迹般痊愈了,而今孩子已大学毕业,成家立业。此例给我印象特深。

转眼到了1993年,学院动物园老赵的小侄子8岁,患癫痫已两年,在乡下用了一些药不见好转,每一两个月即发作一次。我按"验方"照开一方,服一剂药后未再犯病。过了3个月又发作一次,就又配了一剂药,服完后未再复发。2001年,一妇女带她女儿来门诊找我,是从老赵那里听说我治好过癫痫,慕名而来。小女孩11岁,患癫痫已两年多。予开处方,因其家住吉林省,便开了两剂的量,可服两个月。过了半年多,小女孩的妈妈来说,服完上次的药,又犯过一次,症状很轻,就在当地又配了一剂药,服完后未再犯病。

用此验方治愈了这三例癫痫,病例不多,但疗效确凿。此方为何能治愈癫痫,费解。查药书,青黛能"治风热惊痫",硼砂可"清化热痰",近代有研究用硼砂治疗癫痫有效。究其机制,尚未查到更多资料,有待深究。

二十六、简易骨科牵引床的诞生

　　1983 年夏,为了解决腰椎间盘突出症等的拉力问题,我带领济宁市中医院的侯医生、正骨医院的陈医生,赴上海、杭州、无锡、南京等地考察牵引床的情况。所见牵引床均不理想,经过讨论后,决定自制既简单又实用的牵引床。利用业余时间,经过几个月努力,终于制作成功。床架用 5 cm×5 cm 的角铁焊接,床长 2.2 m,宽 0.6 m,高 0.7 m。床面板上下两段,上段固定,下段底面装轴承,连丝杠。床面上下端装固定立柱,胸带、骨盆带栓于立柱上,用手摇动作动力,通过丝杠传动拉下段床板移动,对床上患者实施牵引,牵引力随意增减(力量大小凭经验,后装上了弹簧拉力计)。牵引床床脚安有转轮,可推到病床边,代替了人力牵拉,一人即可操作,使用非常方便。此床除治疗腰椎间盘突出症外,还可用于腰骶关节功能紊乱、腰肌劳损等腰痛病症。该床在济宁市中医院使用 10 余年,效果良好,从未出过差错事故。

　　简易骨科牵引床结构简单,使用方便,安全可靠,造价低廉,据了解,当时是全省唯一的。1985 年,"简易骨科牵引床的研制与应用"成果,被济宁医专评为技术革新奖;又过了 8 年,济宁市交通医院仿造了一台,用于临床相当长的时间。随着科技的发展,近年已经更换了高科技牵引床,由电脑控制,外观与性能与简易床已不可同日而语,简易床便完成了它的使命。

二十七、"猛猛挺好"

这是不久前在街上遇到左科长时,他说的最令人兴奋的一句话。老左是机械厂的技术科长,猛猛是他的儿子,是我30多年前治疗过的一个伤者,现在已是某国企的技术员了。左科长说"多亏了您当年给治得好,一点后遗症也没有留",感激之情溢于言表。

我从资料柜里找到了30多年前猛猛的病历小结——那是1985年8月12日。左猛,济宁市第一中学高二学生,诉20多分钟前踢足球时跌倒,被同时跌倒的同伴压伤了右腿。当即发现右膝变形,立即由同学背送到医院急诊。检查:患者一般情况良好,只是有些紧张、恐惧,表情痛楚;右膝外翻畸形,外翻角约30°,弹性固定于畸形位;膝内侧突出,可触到圆形的股骨内髁;软组织肿胀并不重。即行X线透视,示膝关节外侧脱位,股骨外上髁抵于胫骨髁间隆突,未发现骨折。当即予以手法复位,用衬垫长夹板固定膝微屈位,绷带包扎。第3天复诊,固定良好,唯膝肿胀较重,予外敷"活血膏",原法固定。第6天更换活血膏,所见肿胀大减。伤后第9天复查,膝肿已消,继续固定。3周后解除固定,用活血舒筋洗方煎水熏洗,逐步锻炼膝的屈伸功能。伤后第50天追访,已能骑自行车上学去了。伤后6个月追访,右膝无任何症状,活动自如。

左科长说,猛猛高中毕业考上大学,毕业后分配工作。近几年,经常外出旅游,走路、爬山等活动,右膝完全正常。

膝关节是人体最大的负重关节,有内、外侧副韧带,髌韧带,前、后交叉韧带,半月板等组织维护,比较稳定,外伤性单纯脱位较少见,一旦脱位,往往造成某一部分组织修复不良而遗留不同程度的后遗症。本例未留后遗症的原因,一是就诊及时;二是及时正确复位;三是固定合理,膝固定在微屈位(约 15°)有利于组织修复;四是用药合理,及时化除瘀血,预防粘连;五是适时功能锻炼。这些措施均有利于损伤的组织愈合,防治了组织间的粘连,保证了功能的恢复。还有一个可能是主要因素:年轻。因年轻,韧带、关节囊等弹性好,撕裂较轻,故愈合快。

二十八、难忘大血肿一周全消

闭合性损伤,无论骨折、脱臼、软组织损伤,都会形成局部血肿,经用"活血膏"外敷,一般都可在 1 周内愈合,不足为奇,而 30 年前治过的一例小腿巨大血肿,1 周内全消,却出乎意料,当时的同事们啧啧称奇。此例患者治疗的情形,至今常萦绕心头,难以忘却。

1985 年 11 月 21 日,病房收入一女性患者,45 岁,农民,汶上县人,右小腿被拖拉机轮挤伤已 22 天。挤伤当时即见右小腿肿胀,到当地医院急诊,经 X 线透视无骨折,服用"跌打丸"等,小腿肿胀加剧,抽出积血约 100 mL,肿仍不减。3 周后医院欲给"开刀",患者不同意,即至骨伤医院住院。检查见患者体壮,一般情况良好,体温 37.3 ℃,血压、血象无异常。右小腿自踝向上至膝关节弥漫性肿胀,有广泛性触痛而不剧,按之波动如囊括水,皮温不高,色暗红,轻度擦伤已结痂。足背动脉及胫后动脉搏动良好,小腿中段周径 36 cm(健侧对称部位 31 cm),关节活动不受限。诊断:右小腿闭合性软组织损伤,巨大血肿。入院后,将右小腿置"勃朗氏架"上,调活血膏外敷,绷带包扎。第 3 天检查,小腿肿胀大减,小腿周径 33 cm。更换活血膏。第 6 天检查,小腿肿胀已全消,按之无波动,无压痛,皮色正常,小腿周径与对侧相等,感觉无不适。11 月 27 日痊愈出院。

治疗伤后血肿无数,此例血肿之大,时间之久,唯此无他。而一周内痊愈,惊喜之余,常在思考:活血膏活血化瘀消肿之功是无可置疑的,但能有如此之力应与下列因素不无关系:患肢抬高、绷带包扎时有意较紧,鼓励做踝关节屈伸运动等,都可促进血液循环,加速血液回流而使瘀血速化,肿胀速消。

二十九、近日又见朱某梅

2008 年 6 月某日,朱某梅走进我的诊室,来求治膝疼症。谈起往事,说我救了她的命,感激之情,溢于言表。面前的她,谈笑风生,与 20 年前相比,简直判若两人。

1988 年,她患"再生障碍性贫血",在省内各大医院辗转就医已半年多,非但无效,反而日益加重,靠间断输血维持生命。去天津某血液病研究所求治,医生窃告其家人:能活 3 个月就不错了。无奈只得回家静养。其女是正骨医院的职工,将其母扶到我面前,请我诊治,说治好治坏都不会抱怨。我推辞不过,只好答应。说实在话,治血液病,确无经验,只能是据中医理论,辨证施治,效果如何,心中无数。眼前的朱某梅,面目虚浮,面色㿠白,少气懒言,语声低微,口唇淡白。诉疲乏无力,不思饮食,食则便溏,有时低烧,头晕眼花,时而牙龈渗血。视小腿皮肤有淡淡瘀斑,舌质淡而胖,苔薄白无华;诊脉沉细弱而小数。一派肾脾两衰、肾不纳气、脾不统血、气血衰微之证。据证予温肾阳、补脾气、益精血、兼和胃消食之法,药选人参、附子、肉桂、淫羊藿、肉苁蓉、鹿角胶、黄芪、当归、阿胶、生熟地、首乌、白术、山药、山萸肉、龙眼肉、仙鹤草、旱莲草、三七、甘草、焦三仙、豆蔻、砂仁、大枣等,随症配伍组方服用。掌握补阳不生火、补血不滋腻、健脾不化燥等原则,并时时照顾胃气。所幸,她工作单位在某银行,领导重视,药费都准其报销,个人无经济负担,药物可按需选用。服药效果良好,饮食日增,体力渐强,信心倍增。持续用药年余,诸症逐步消减。服药期间,曾数次去省某大医院检查,都称赞所获良效。治疗两年,已能上班工作,直至退休。

2008 年,朱某梅已年近 70,有糖尿病,正在打胰岛素,控制良好,现在除打理日常家务外,每天还坚持适当锻炼,只是下蹲时膝疼;拍片有骨质增生,予中药治疗。

中医治疗学的精华在"辨证施治"。余治朱某梅之"再障",始终谨遵"辨证"原则选药组方,并未据其"血象"施治而获痊愈,这是"辨证施治"科学性的又一例证。

三十、骨刺性跟痛症与木棒压推疗法

1991 年某日,解剖教研室的李老师问我足跟痛如何治疗,我告诉他治疗方法有数种,我常用中药烫洗法,效果不错。他说他右足跟疼了很久了,早晨下床踏地或久坐后再行走时,足跟疼得特重,曾拍 X 线片,显示有跟骨刺。三天前下楼时,误将两层台阶当作一层,一步踩空了,右足猛然踏地,只觉得右足跟着地处剧痛了一下,并有什么东西破了的感觉,结果再行走时足跟居然一点都不疼了,觉得很奇怪,问我是何原因。我一时难以做肯定回答,考虑是否足跟下有滑囊积液被猛力一踩踩破了?尔后我查资料,见有人用锤击法或按摩法治疗骨刺性跟痛症,我便在临床上试用指压法,发现压力不足,效果不佳。于是便让木工给做了一个"T"形棒,像把锤子。手握"T"形棒的竖杆,顶端对准足跟痛部位,"T"形棒横杆顶于肩前部,手与肩同时用力下压疼痛部位,并顺势将木棒向足前方推,反复数次,然后再用"T"形棒横杆敲击疼痛部位数次。如此治疗,取得了奇异的效果,多数患者一次治疗即疼痛消失,行走如常。(本法治疗 95 例骨刺性跟痛症小结,刊登在《中国中医骨伤科杂志》1994 年第 2 期。)

有些知识,并非全由书本得来,现实生活中的偶然事件,可能蕴含着有益的东西,木棒压推法治疗骨刺性跟痛症,即是由李老师的偶然楼梯"踏空"事件而悟出的。

三十一、姐弟吵架因骨折

时某某,女,36 岁,电器厂工人,1994 年 10 月 4 日来诊,诉右前臂骨折近 7 个月,仍未愈合。骨折是被机器挤伤而发生,伤后即到其弟所在的县医院就诊,拍 X 线片见右桡骨中下 1/3 处横形骨折。其弟承诺说骨折移位不大,石膏固定 3 个月就会好,便给她"捏了捏",打了石膏夹板(时某说她弟弟是医学本科毕业,分在县医院外科工作已 2 年多)。3 个月去石膏拍 X 线片,骨折未愈合,更换石膏,嘱继续固定 3 个月。近日复查,仍无骨痂生长。她要到上级医院看看,其弟觉得丢面子不让去,姐弟俩闹意见,吵起架来,姐姐赌着气来我科就诊,看看是否有好办法。诊查去右前臂石膏夹板,见右前臂轻度肌肉萎缩,无明显畸形,桡骨中下段有轻度假活动,压痛轻微,无明显骨擦音,前臂旋转困难。X 线片显示,右桡骨中下1/3 处横形骨折,间隙仍清晰,无连续骨痂,远断端略向掌侧移位,下尺桡关节间隙增宽。诊为"右桡骨盖氏骨折迟缓愈合",给予以下方法治疗:四块竹制夹板半超关节固定,骨折部前背侧各置薄平方纱布垫,下尺桡关节处置马蹄形压垫,布扎带及绷带包扎。并嘱用中药外熥法,每日 1 次,每次熥 1 小时。连续治疗 70 天,拍 X 线片显示,骨折断端间隙模糊,皮质有少量连续性骨痂形成。去小夹板固定,改用中药煎水外洗,每日 2 次,每次 40～50 分钟。3 周后复查,右前臂活动良好,无自觉症状,骨折已告痊愈。过了十余天,时某约了其弟,提着一袋水果前来,一是表示感谢,二是让其弟来"向老医生请教"。我简要给他讲,桡骨中下段骨折伴有下尺桡关节脱位,是一种特殊类型的骨折,其特点是不稳定,石膏固定法,对骨折断端的有效固定力不足,看似很牢固,实则断端仍处于不稳定状态,致骨痂不易生长,常发生迟缓愈合甚至不愈合。我用塑形竹板固定,竹板有弹性,再加"小压垫"的作用,使局部的有效固定力增强,保持了断端的稳定性。腕部的马蹄垫,可使下尺桡关节稳定,有利于其周围的软组织修复,骨折断端与下尺桡关节的稳定互相影响,保证了骨折的愈合;中药外熥法促进前臂及骨折部的血液运行,有利于骨痂的生长。我还将夹板加小压垫固定的方法给予"示教"。其弟很谦虚,承认自己对这种骨折的认识不足,缺乏实践经验,只当一般骨折处理。时某与其弟一再表示谢意,高兴而去。

三十二、打赢了一场侵权官司

拿起《临床正骨学》一书(山东科技出版社,1979)便可看到只印有出版单位却无书的著作者,这便给侵权人留下了侵权空间:侵权人认为侵权行为不会有人找。错了!"要想人不知,除非己莫为",《临床正骨学》的侵权结果被著作权人发现了,侵权人坐在了被告席上。

那是 1993 年 3 月,济宁市科协组织中医学会医学会专家评审济宁市科学技术成果,我是评审组成员之一。我审的内容中有一本《民间正骨诀窍》的书,是某县医院的两名医生报送的,按专业正由我主审。我翻阅该书的内容、文字及插图,大部分抄袭自我们的《临床正骨学》,文字抄了 40000 多字,插图套画了 80 幅,所附药方亦改称是他们的验方。这是一起严重的恶劣侵权行为,必须追究。于是我聘请了律师,将侵权人起诉到了山东省版权处。省版权处立了案,以文件方式告知了侵权人。《诀窍》的作者在答辩状中称,他们是"参考"了台湾地区出版商戴新民的《临床正骨学》,不承认是抄袭了我们所著的《临床正骨学》。经询问得知,台湾地区的《临床正骨学》是从香港地区盗版的(注:《临床正骨学》由山东科技出版社出版,流入香港地区后又流入台湾地区)。我找到了一本台湾地区盗版的书,翻阅得知,完全是我们所著《临床正骨学》的翻版。看来,取得著作权的证明是关键。山东中医学院附院给写了一份证明:"1979 年 3 月山东科技出版社出版的《临床正骨学》为我院骨科王广智、邵光湘所著,王广智现在济宁医学院工作,邵光湘仍为我院骨科主任。特此证明。"《诀窍》的作者再无法辩解,只得承认侵犯了我们《临床正骨学》的著作权。

山东省版权处对被诉人做出了处罚决定(鲁权处字〔1993〕第 4号)"……经查,《临床正骨学》一书确系本案申诉人王广智、邵光湘所著,并由山东科学技术出版社于 1979 年 3 月正式出版,当时尽管署名为'山东中医学院骨科教研组,山东中医学院附属医院骨科编',但这是在当时特定历史条件下所为,著作权归其作者即本案申诉人王广智、邵光湘。台湾启业书局印制的《临床正骨学》一书完全是该书的翻版,亦属侵犯著作权的行为。经鉴定,本案被诉人所著《民间正骨诀窍》一书,共计 22.5 万字,311 页,而抄自本案申诉人所著《临床正骨学》达 41000 字(其中插图 80 个),共计 56 页,抄袭率为 18%。根据《中华人民共和国著作权法》第 10、46、48 条及实施条例第 50、51、52 条的规定,本处对被诉人×××侵犯申诉人王广智、邵光湘著作权一案,做出如下处理决定(注:共 6 条)……被诉人自接到本处理决定之日起十五日内,将所罚没款及赔偿金上缴山东省版权处,由山东省版权处分别上缴省财政并转付申诉人。如不服本处理决定,可在接到本处理决定之日起 3 个月内向人民法院起诉。山东省版权处 1993 年 1 月 9 日"(注:3 个月后被诉人未上诉)对山东省版权处的决定,我们表示满意。

《中华人民共和国著作权法》于 1990 年 9 月 7 日颁布,并分别于 1991 年 6 月、2010 年 2 月做了二次修正,已经很完善,著作权有了法律保障。随着社会的发展,人们的法制观念不断增强,侵犯著作权的事件还会发生吗?现实所见所闻,盗版、抄袭、剽窃等侵权案件时有发生。怎么办?只有加大宣传,提高人们的维权意识,执法部门加大打击力度,才有可能减少或杜绝侵犯著作权事件的发生。

三十三、威灵仙能化骨?

1998 年某晚,朋友丁某来电话说,他夫人吃饭时,鱼刺卡在嗓子里了,吐不出咽不下,想吃馒头带下去,反而疼重,问有何法。我告诉他,方法倒是有,灵不灵难说,速去医院买威灵仙 50 g,浓煎一碗,煎好后加 20 mL 食醋,频服,如无效,明日去医院治疗。他照办了。第二天早上来电话说,他夫人好了,吃早餐也不疼了。

这是我用灵仙治"骨鲠"的唯一一例。

威灵仙治骨鲠咽喉,药书早有记载,宋《圣济总录》、明《本草纲目》以及尔后的医药书多有记述。灵仙治骨鲠的道理,古人认为是软坚散结,把骨化掉了;近人认为可能是其能使食道肌肉松弛或收缩,使鲠骨排入胃内而获效。为了验证灵仙能否"化骨",有人做了实验,将骨头泡在灵仙煎液中,证实灵仙煎液不能将骨化掉。看来"灵仙能化骨"之说无客观依据,但今人用灵仙治疗骨质增生,什么骨刺丸、骨刺片等,宣称能"消骨刺",其实是灵仙祛风湿、通经络、止痹痛之作用罢了,人身"骨骼长刺",是无法用中药消除的。

三十四、体验医药不分家

记得 1963 年在上海骨科研究所实习时,看到骨伤科的诊断室也是治疗室,医药不分家,病员来诊,经过医生检查、诊断,确诊后当即在诊室内进行治疗。例如:急性腰扭伤患者,诊断后在诊疗床上,医生先予以手法推拿、针灸、拔罐,而后即摊贴骨科丹贴敷,一次完成治疗工作,患者高兴而去。诊疗室内的药柜里有医生配的疗效立显的常用成药,如骨科丹、续骨丹、舒筋丹、止痛丹等,医生按需随意选用,非常方便。

1997～2000 年,3 年多的时间里,我挂靠在济宁医学院骨质增生研究所,成立了中医骨伤科专家门诊,并配设了中药房、中成药柜。中成药柜设在诊室内,诊室兼作治疗室,把骨伤科常用的近百种中药加工成细粉装罐备用。患者来诊后,根据病情治疗,按自创方选取药物细粉,称取用量,内服或装入胶囊服,直接发放给患者。外用剂,则按病情,按自创方选取药粉,用蜂蜜、麻油或醋调成药膏,贴敷患处,一次完成治疗;下次换药时,可据局部病情,加减适应证的药粉,调膏外敷,得心应手。这种诊疗模式的好处是:方便患者,不出诊室即得到治疗;充分体现了辨证施治,随症选药;系统观察用药的疗效,自创的活血膏、黄龙膏、温经膏等疗效良好,都在该门诊得到直接验证;用药后的不良反应可直接摆在医生面前,可及时调整用药,使错误得到纠正。

医药不分家,好处多多。在门诊部特色初显之际,我应邀去了骨伤医院,开设了"骨关节病门诊",开创了一片新天地。我把诊疗重点转向了纯用中药治疗骨关节病,一干就是十余年。十余年诊治骨关节病两万余人次,对常见的骨质增生疾病及一些难治性疾病的治疗,取得了新的经验。放弃门诊部是一件憾事,转至医院专科门诊是一件幸事。事在人为,不管哪种诊疗模式,都可发挥自己的专业特长,做出新成绩,为中医事业的发展做贡献。《中医药法》有规定,鼓励有资质的中医人士开办中医诊所。诊所里,医与药不就是在一家了吗?

三十五、血管栓塞,中药能通

1998 年秋天的某日,济宁市第二中学的杜老师带他爱人李某来门诊部诊病。诉李某两个月前不慎从拉庄稼的车上跌下,摔伤右腿,当时没有皮外伤,只觉髋连大腿部疼痛,尚能行走活动,吃了些止痛药好转。过了半个月,发现右大腿中部至小腿、足肿胀,疼痛日益加重,以致不能下床,下床站立、行走则腿痛而胀不能耐受,卧床、腿抬高则症状减轻。曾到两处三甲医院就诊,诊断为下肢深静脉栓塞,服用阿司匹林、吲哚美辛等效果不显,医院欲行手术治疗,患者拒绝手术转而求中医治疗。诊查:右腿广泛性肿胀,压痛轻度而部位广泛,皮色较暗,皮温略低,足背动脉搏动良好,踝、膝关节因肿胀活动范围略小。自带 X 线片,髋、股骨、下肢骨均无异常。苔厚腻微黄。证属瘀血内阻、湿浊留滞,予活血化瘀、通络祛湿之法,内服桃仁四物汤(生四物汤加桃仁、红花、丹皮、香附、元胡)加川牛膝、泽兰、地龙、防己、薏米、泽泻之类;外用活血化湿洗方煎水熏洗(刘寄奴、当归、川芎、苍术、独活、大黄、灵仙、五倍子、川椒等),并嘱卧床抬高患肢,并进行踝、膝、髋关节的屈伸活动。治疗1周复诊,肿胀稍减,疼痛减轻。继续治疗3周,下肢胀痛大有好转,下地活动亦较前轻松。治疗3个月,右下肢症状消失,活动自如,已能自己骑三轮车赶集,行10余里无不适。尔后,杜老师感激地告知,其爱人一切活动已恢复正常。

下肢深静脉栓塞,临床并不少见,西药治疗效果欠佳,若手术,常带来人为伤害。我遇此病,内服外用中药,均有很好疗效。

三十六、臁疮分干湿,治疗有难易

1998年夏,内科王医生带他父亲来诊,诉左小腿慢性溃疡已两个月了,在乡下多方治疗仍未痊愈,故来找中医看看。诉其父在劳动时被干土块砸及左小腿,当时仅皮肤轻微擦伤,未加重视,正好赶上淌河着水,过几日伤处溃破,流脓渗水,打针吃药总不见好,疮面扩大,形成溃疡。检视左小腿中下段内侧溃疡,面积约3 cm×5 cm,深及骨膜,有多量黄白色脓性分泌物,气味腥臭,疮口边缘暗红色,有少许水肿性肉芽。辨证属湿性臁疮,乃外伤染毒,湿毒蕴结所致。予中药外治法,清热解毒,祛湿敛疮。外洗药用苦参、黄柏、黄连、地榆、没药、商陆、白蔹、白芷、艾叶、硼砂、煎水外洗,每日1次,每次洗后外撒解毒生肌散(大黄、黄柏、枯矾、冰片)。治疗1周,疮面脓水减少,疮面肉芽新鲜,继用上法。治疗4周,疮口完全愈合。王医生不无感慨地说:

"早知道中药治疗效果这么好,就不至于受这么长时间的罪了!"

俗话说:"不怕蛇丹缠,就怕臁疮连。""臁疮连,长十年,十年不好长到老。"这话并非妄言。臁疮,即小腿的慢性溃疡,发生于小腿中下段,多因外伤染毒而发,常伴有小腿静脉曲张。溃疡一旦形成,缠绵难愈。臁疮有干、湿的不同,湿性者疮面脓液较多,滋水淋漓,气味腥臭;干性者,疮面脓液稀少,或无脓液,疮周暗褐色或黑褐色,无肉芽生长,甚则边缘硬化。湿性臁疮中药治疗效果良好,干性臁疮则效果较差,久治难愈。臁疮之毒邪内侵至骨,可形成骨髓炎,治疗过程更加漫长。极少数患者还可癌变,预后不佳。忆及15 年前见过的孔老汉,臁疮已 30 年不愈,经组织切片检查,疑已恶性变,西医建议截肢,孔老汉不肯,89 岁时带疮而逝。

三十七、鞘膜积液三剂消

邻居王老师的孙子,2 岁,2000 年发现右侧阴囊肿起光亮。在某三甲医院找专家看,诊断为右侧精索鞘膜积液,建议手术治疗。家人不同意手术,请我用中药治治。经检查,诊断正确,遂开了一方:五倍子、明矾各 30 g 煎水,用药水湿热敷患处,每晚一次,每次半小时,每剂药连用二次,嘱用药湿敷时勿太烫。用完三剂药,回复说积液消了。我不全信,让孩子再去医院检查,真的全消了。现今孩子 12 岁了,未再复发。

该方是一小验方,出处已记不清,手头书籍未查到。五倍子、明矾均为收敛化湿药,常外用于湿疹、湿疮等。五倍子用于膝关节滑膜炎积液,外洗效果很好。鞘膜积液属"水液积聚"之类,我用该方煎水湿热敷治鞘膜积液是首例,疗效如此之好,始料不及。

第
二
篇

未刊论文

在济宁医学院附属医院、骨质增生研究所、骨伤医院应诊的20余年里，王老把临床诊疗的重点转向纯用中药治疗骨关节病，诊治患者两万余人次，取得一些新的经验，特别对一些难治性骨关节病进行了临床研究，撰写论文十余篇，通过这些论文可以了解王老治疗这些疾病的方法与经验，以及尚存在的待研究问题，供读者参考。

一、常护肩后颈根，可防伤风咳喘

中医学对中老年防病保健、益寿延年积累了丰富的经验，有许多行之有效的方法，如经常注意顾护肩后颈根部位，预防伤风感冒及咳嗽痰喘等病症的发生、发作，即是简便易行而有效的方法之一。明代大医学家张景岳，曾以其亲身体会及医疗实践经验介绍了这一方法，并论述了其中道理。他说："凡风邪伤人，必在肩后颈根大杼、风门、肺俞之间，由兹达肺最捷，按而酸处即其途也。故凡气体薄弱及中年以后血气渐衰者，邪必易犯，但知慎护此处，或昼坐则常令微暖，或夜卧则以衣被之类密护其处，勿使微凉，则可免终身伤风咳嗽之患。此余身验切效之法，谨录之以告夫惜身同志者"(《景岳全书》卷十一)。张景岳介绍的方法，很值得中老年人自我保健时参考，特别对身体虚弱或素有咳嗽痰喘疾患者，更有裨益。

肩后颈根部位，包括颈部背侧下段相当于衣领覆盖的部分，以及向下至两肩胛骨内缘之间第4胸椎以上的区域。这一区域是经络中的"阳经"交会之处与重要通道，区域内大杼、风门、肺俞等穴位，都是阳经的重要穴位，是阳经的"经气"循行、出入或聚会之处，而阳经的经气是卫护人体免受外邪侵袭的"卫士"。人到中年之后，阳气渐衰，素有慢性咳嗽痰喘之人，往往觉肩后颈根如手掌大一片怕凉畏冷、酸楚不适，即是此处阳气不足的表现。如顾护不周，风寒之邪最易从此处侵入，常会引起伤风感冒、咳嗽痰喘病的发生、发作。所以，经常顾护肩后颈根，对预防伤风咳喘是至关重要的。

肩后颈根部位的顾护方法，可根据年龄、工作、环境、季节等不同情况而定，一般可从以下几个方面注意：①严冬季节，宜穿着厚棉领或皮毛领棉衣;离户外出,宜戴围巾,以免受风寒侵袭。晚间睡前,先用暖水袋或电热毯将枕头"预热",睡时不致枕冷着凉。夜间用被将颈肩部围护严密,勿使外露透风;头顶不宜临窗,以防受寒。②冬春之交,人体毛窍始开,而气温变化较大,尤须注意顾护。勿过早或轻易换掉冬衣,应掌握"宁捂勿冻"的原则。天暖更换衣服时,宜先穿坎肩,适应一段时间之后,再换穿单衣,避免风邪"乘虚而入"。③炎夏酷暑,勿以风扇直吹肩后颈根,吹之最易感受风寒,发病常"立竿见影"。晚间更不要贪凉而露卧于室外,因人身之卫外阳气,夜卧则行于内,体表阳气更虚,故露卧最易受凉,切莫大意。④运动或劳动时,遍身刚觉温热而肩后颈根却往往毛孔已开,汗出涔涔,此时不要贸然脱衣、赤肩露背。因为汗出当风,风冷直中俞穴,侵入最深,应格外留心。⑤外出旅行,乘船坐车时,肩后颈根勿对风口,以防吹拂,遭风冷侵袭。此外,平素若再配合肩后颈根部位的自我按摩,以及太极拳、八段锦、练功十八法等颈、肩、背功的锻炼,以温经活血、舒筋通络、活动关节,就更相得益彰了。

经验证明,常注意顾护肩后颈根,不仅可预防伤风咳喘证的发生、发作,还可预防"落枕""漏肩风"的发生,对颈椎病症状的急性发作,也有一定预防作用。

(写于 1987 年 12 月)

二、怎样预防颈椎病症状发作

颈椎病,也称"颈椎综合征""颈椎退行性骨关节病""颈椎增生性关节炎"等,是中老年人的常见病、多发病。据资料统计,其发病率占人群的 3%～17%,随着年龄的增加,发病率逐渐上升,40～60

岁年龄组,发病率在 30％以上。颈椎病的主要病理改变是颈椎骨与关节及椎间盘的退行性改变,椎间隙变窄,椎体边缘骨质增生,继发韧带松弛、颈椎失稳、后关节功能紊乱等。这些病理改变,刺激或压迫了颈神经根、颈部血管、交感神经或脊髓而产生一系列临床症状与体征。

根据症状与体征,临床上将颈椎病分为五种类型。一是颈型,亦称局部型,以颈连肩部、后枕部疼痛酸胀不适、活动不便为主症;二是颈神经根型,以颈痛连肩、臂,手指串疼、麻木无力为主症,严重时可见前臂或手肌萎缩;三是椎动脉型,以颈痛、姿势性眩晕为主症,可伴有恶心呕吐,甚至猝倒;四是交感神经型,可见头痛、耳鸣、耳聋、视力障碍、心慌、胸痛、血压不稳、消化不良等自主神经功能紊乱症状;五是脊髓型,以下肢麻木、步态不稳、大小便障碍等为主症,甚至发生下肢瘫痪。临床所见以一、二型最多,占 70％以上。中老年人,如发现有以上某些症状,应到医院请专科医生检查。通过临床检查及 X 线拍片多可确诊,必要时做 CT 或磁共振,以确定是否伴有颈椎间盘突出或颈部其他疾病。

颈椎病以保守治疗为主,可通过牵引、推拿、理疗、内服中药、药物离子透入等治疗而使症状得到缓解。但是,任何非手术疗法都不能使增生的骨刺缩小或消失。颈椎有骨质增生者不一定有症状,多数患者第一次出现症状时,其实颈椎早已有骨刺形成。有人研究发现,50～60 岁的人 90％颈椎有骨刺,70 岁以上的人 100％有骨刺。颈椎增生在某种诱因下才可出现症状,因此,颈椎病缓解期应采取有效措施,预防症状的再次发作。

预防颈椎病症状发作,可采取以下措施。第一,避免姿势性劳损。长时间低头姿势是颈椎病症状发作的主要诱因之一,如伏案工作、阅读、书写、打字、绘画、制图等。坐姿要自然,舒适,切勿桌子低而椅凳过高。要注意姿势调节,每隔 1～2 小时可适当做头颈部的运动,以缓解颈肩部的肌肉紧张,并使颈椎小关节"滑利",保持其正常功能,防止颈部僵硬。第二,颈部勿受风寒湿邪侵袭。颈肩部感受风寒湿邪,易致颈椎病症状发作,要注意预防。如炎夏酷暑,勿用风扇直吹颈肩部;不要在风口处睡眠以防熟睡后受凉;外出旅行,乘船坐车时,颈肩部勿对风口,以防冷风吹拂;运动汗出,勿以冷水冲洗颈肩。严寒的冬季,颈肩部要保暖,离户外出,宜穿厚领衣服,或戴围巾;夜间睡眠,勿露肩露颈,以免受寒;枕头最好预热,以防枕冷着凉。第三,枕头要适宜,勿高枕。最好用易"塑形"的枕芯,如秕谷、荞麦皮、绿豆皮等填充的枕芯。仰睡时颈后凹处要用枕头衬实而勿悬空。侧卧时枕高与肩等宽,以保持颈部的"中立位",使颈部肌肉放松,防止颈肌和韧带受牵拉而发生疲劳。第四,要经常进行颈部的运动锻炼,除了经常性的一般锻炼以增强体质外,要加强颈部的运动,以使颈肌舒缩功能增强,血液循环改善,颈椎小关节活动灵活。锻炼方法很多,可采取以下简单的活动方式:双手叉腰,两肩下沉、放松,颈部前屈(低头)、后伸(仰头)、旋转(转头),以及环转运动。动作由慢渐快,活动范围由小到大,几个动作连贯起来为一遍,每日早晚各锻炼一次,每次 10~15 分钟,重复动作 15~20 遍。然后做肩的各方运动,以使颈肩部肌筋完全放松舒展。仍上班工作者,除早晚锻炼外,每日上、下午可增加"工间锻炼"各一次,则更为有益。第五,保持良好的情绪。心情舒畅,气血调和,也可减少症状发作。有的人一生气就"犯病",情绪不好,生活失去规律,增加了症状发作的诱因。第六,避免外伤。外伤是颈椎病发病原因之一,一些轻微的外伤如猛然回头,或工作中动作不协调、姿势不正确,搬抬重物用力过猛等,可导致颈部肌肉痉挛、小关节功能紊乱而诱发颈椎病症状。因此,在工作生活中要注意防护。第七,常作自我按摩。方法:将手搭于颈后部,2~5 指并拢,指关节微屈,指腹按在颈椎两侧的肌筋上(或压痛点),适当用力按压并左右拨动或旋转按揉,两手交替进行,每次 3~5 分钟。可使颈项部肌筋放松、舒展,促进血液循环,消除疲劳。自我按摩与颈部运动锻炼结合进行，则效果更好。

（写于 1993 年）

三、活血膏外敷治疗急性闭合性软组织损伤 12562 例小结

自拟"活血膏"方，由血竭、乳香、没药、土元、急性子、樟脑、冰片等十七味中药组成，粉碎为细末，用蜂蜜调外敷，有明显的活血化瘀、通经活络、消肿止痛作用。自 1986 年 1 月至 1989 年 12 月，用其治疗急性闭合性软组织损伤 4 万余例，兹将其中资料较完整的 12562 例进行了疗效总结，结果表明：敷药一次即愈者达 63.2％，敷两次治疗优良率 91.9％，表明此膏对急性损伤瘀肿疼痛病症疗效显著。

（一）方药及用法

血竭 200 g，乳香、没药各 100 g，土元 200 g，急性子、生大黄、地龙、儿茶、肉桂、花粉各 100 g，白及 200 g，公丁香 100 g，川椒 150 g，元胡 100 g，明矾 50 g，樟脑 20 g，冰片 30 g。将上十七味粉碎，过 120 目筛，混匀，罐储备用。用时据病变范围大小，取适量药粉，加蜂蜜调成稠糊状，摊布上（药膏厚 0.3～0.5 cm）贴患处，绷带包扎，3～4 天取下。

（二）临床资料

1. 一般资料

本组病例中，男 8648 例，占 69％；女 3914 例，占 31％。年龄最小 8 个月，最大 82 岁，平均 35.6 岁。职业分布见表 1。损伤部位主要在四肢，见表 2。病程最短 20 分钟，最长 12 天，平均 3.5 天，见表 3。

表1 12652 例职业分布

职业	农民	工人	学生	知识分子	运动员	军人	其他	合计
例数	3944	3517	2424	1168	854	352	303	12562
占比/%	31.4	28.0	19.3	9.3	6.8	2.8	2.4	100

表2 12562 例损伤部位分布

部位	肩	上臂	肘	前臂	腕	手	臀	大腿	膝	小腿	踝	足	合计
例数	653	377	1357	1168	1935	967	251	603	1381	942	2185	743	12562
占比/%	5.2	3.0	10.8	9.3	15.4	7.7	2.0	4.8	11.0	7.5	17.4	5.9	100.0

表3 12562 例病程分布

病程	3天以内	4~7天	8~12天	合计
例数	9082	2588	892	12652
占比/%	72.3	20.6	7.1	100.0

2.病例选择及病情分级

本组患者,都有明确外伤史,局部皮肤无破损,无骨折、关节脱位、肌腱断裂伤。根据局部表现,将损伤程度分为3级,见表4。

表4 12562 例伤情分级

伤情分级	主证	例数	占比/%
轻度	局部肿胀轻微,轻度疼痛及压痛,皮色如常,一般活动不受限制	3203	31.8
中度	局部明显肿胀,疼痛及压痛能耐受,皮色如常或隐隐瘀斑,轻微功能障碍	5365	42.7

续表

伤情分级	主证	例数	占比/%
重度	局部高度肿胀,剧烈疼痛及压痛,皮下瘀斑或血肿,明显功能障碍	3994	25.5
合计		12562	100.0

（三）疗效标准及治疗结果

疗效标准分为优、良、可、差四级。

优:敷药一次,3～4 天内局部症状及体征消失,功能恢复正常。

良:敷药二次,1 周内症状与体征消失,功能恢复正常。

可:敷药三次以上,10 天内肿消,但尚有轻痛,功能接近正常。

差:敷药三次以上,半月内仍有肿痛,功能未全恢复。

本组病例治疗结果见表 5。

表 5   **12562 例治疗结果**

	优	良	可	差	合计
轻度	3315(26.4%)	679(5.4%)			3994(31.8%)
中度	3701(29.5%)	1502(12.0%)	162(1.3)		5365(42.7%)
重度	929(7.4%)	1345(10.7%)	672(5.3%)	257(2.0%)	3203(25.5%)
合计	7945(63.3%)	3526(28.1%)	834(6.6%)	257(2.0%)	12562(100.0%)

病案举例:

胡某某,男,35 岁,工人。1986 年 9 月 14 日初诊。诉左踝扭伤一天,因抬重物走不平路,左足内翻而扭伤,当即发现左踝外侧肿起,疼痛难忍。在本厂医务室贴"伤湿止痛膏",过夜后肿胀加重,到我院就诊。检查:左踝外、前方及足背明显肿胀,皮肤大片青紫瘀斑,踝外侧软组织压痛明显,外踝前下方尤剧。X线拍片未见骨折。诊断:左踝伤筋。予外敷活血膏,绷带包扎。嘱卧床休息,抬高患肢。4天后复诊,诉已无疼痛,左踝及足背肿胀消退,皮色隐黄,外踝前下方仍有轻度压痛。开"化瘀止痛洗方"一剂,煎水熏洗。二天后追访,疼痛肿胀消失,活动自如。

（四）结语

闭合性软组织损伤,皮肤虽无破损,但内部血络破伤,血液内溢于组织间,成为瘀血或血肿,血瘀阻气,气血两伤,致患处肿胀疼痛。治疗必须活血化瘀、消肿止痛,促进损伤组织的修复。局部外敷中药膏剂,能直接发挥药力,见效迅速。"活血膏"方中,血竭等前6味药活血化瘀;肉桂、樟脑、丁香、地龙、冰片通经活络(温通与凉通并用);儿茶、花粉、白及、明矾收湿消肿;元胡、川椒表面麻醉止痛;蜂蜜作为调料,敛创消肿。诸药相配,活血化瘀、通经活络、消肿止痛,作用协同,互相促进,寒温并用,不偏不倚。从方中诸药的化学成分看,含有丰富的挥发油、有机酸、糖类、胶质、淀粉、无机盐等,能促进局部血运,高渗吸附消肿,减轻表面疼痛,故治疗损伤瘀肿疼痛有良好疗效。本组12562例患者中,疗效优良率达91.9%,其中重、中度损伤亦在1周内基本获愈(优良率59.5%),其疗效是肯定而满意的。

该药膏外敷,很少有不良反应,个别敷药2～3天局部作痒,甚至起皮疹,这可能与个人体质或皮肤柔嫩不耐药物刺激有关,一般停药后数日即可消退。皮疹重者可涂龙胆紫或撒炉甘石细粉,都可很快痊愈。

（写于1990年5月）

四、灵仙汤药物离子导入治疗颈椎病 204 例疗效观察

从 1990 年 4 月至 1992 年 12 月,用自拟"灵仙汤",药物直流电离子导入治疗颈椎病 500 余例,以下为未加用其他疗法的 204 例疗效小结。

1.一般资料

204 例中,男 89 例,女 115 例,年龄最小 20 岁,最大 76 岁,平均 54.3 岁,41～60 岁者 148 例,30 岁以下者 2 例,发病时间(自症状出现)最短 5 天,最长 5 年。

2.诊断与分型

根据临床症状、体征、X 线片表现做出诊断,并依据通行的分型标准分为 6 种类型:颈型、颈神经根型、椎动脉型、颈交感型、脊髓型、混合型,204 例类型分布见表 6。

表 6   **204 例颈椎病患者分型**

类型	颈型	颈神经根型	椎动脉型	颈交感型	脊髓型	混合型	合计
例数	51	86	23	9	4	31	204
百分比/%	25.00	42.16	11.27	4.41	1.96	15.20	100

3.治疗方法

用"灵仙汤"药物直流电离子导入(药透)。

(1)处方:威灵仙 600 g,丹参 500 g,莪术 300 g,川芎 200 g,草乌 200 g,细辛 100 g。

(2)用法:将药物饮片放入不锈钢锅内,加冷水 5 kg,浸泡 1 小

时,置炉上加热,煮沸后再煮 30 分钟。过滤,药渣再加水 3 kg,煎煮 30~40 分钟,过滤。两次的滤液混合放锅内,加热浓缩至2500 mL,瓶储备用。采用骨质增生治疗机(石家庄无线电厂产 GZ-1A 型)进行药物直流电离子导入:取适量药液(40~50 mL),倒在消毒过的直流电药透电极板下的绒布垫内,置于治疗部位,按机器操作规程进行离子导入,每次 20 分钟,每日 1 次,12 次为一疗程。两疗程间休息 2 天。

4.治疗结果

两个疗程结束时评定治疗结果。疗效分为缓解、显效、有效、无效四级。缓解:症状及阳性体征完全消失,功能活动自如;显效:症状显著好转,阳性体征基本消失,功能活动良好;有效:症状及阳性体征有改善,但仍有明显不适,活动仍有障碍;无效:症状及阳性体征与治疗前比较无明显改善。统计结果见表 7。

表7 "灵仙汤"药物离子导入治疗颈椎病治疗结果

类型	颈型	颈神经根型	椎动脉型	颈交感型	脊髓型	混合型	合计
例数	51	86	23	9	4	31	204
缓解	23	32	10	3	0	15	83
显效	18	34	8	3	1	8	72
有效	8	11	2	1	1	3	26
无效	2	9	3	2	2	5	23
有效例数	49	77	20	7	2	26	181
有效率/%	96.1	89.5	87.0	77.8	50.0	83.9	88.7

5.讨论

颈椎病是中老年人的常见病多发病,治疗方法很多,如推拿、牵引、小针刀、波谱、内服中药等,都有一定疗效。自拟"灵仙汤"药物直流电离子导入治疗颈椎病,初步观察疗效较好,避免了内服药的副作用,也没有其他疗法的诸多禁忌证,比较安全,已作为某医院的常用疗法。

"灵仙汤"方中,威灵仙有活血舒筋、祛风湿止痹痛、软坚散结之作用;莪术破瘀行气、散结止痛;丹参、川芎活血行血、通经活络,促进血液循环;草乌、细辛温经散寒,具有局部表面麻醉作用,外用有较好止痛效果。诸药合用,可活血通络、舒筋解痉、通痹止痛,可改善局部血液循环,松解肌筋痉挛,从而缓解颈椎病的症状。本组病例证明,该疗法对各型颈椎病均有疗效,对颈型、颈神经根型效果显著,对脊髓型、混合型疗效较差。本组病例未做系统随访,故对远期疗效及复发情况尚无判断依据。

本疗法未发现有全身不良反应。个别患者可在放置药垫的局部皮肤出现发红作痒,甚则起粟粒状皮疹,多在一个疗程后出现。停止治疗,局部涂以氟轻松软膏,数日即愈。这种反应可能与过敏体质有关,是否与方中某种药物有关,值得研究。

灵仙汤作为复方,很难准确确定其"极性",故在治疗时,阴阳二极极板下均给药。药物离子导入量究竟有多少? 二极给药与单极给药有何异同? 有待今后深入研究。

(写于 1993 年 6 月)

五、病名小议——与《骨疣病初探》一文作者商榷

病名书写,是我们医疗、教学、科研、著文等活动中经常遇到的基本问题。病名,直接联系和影响着中医学和中西医结合事业的发展,值得中西医同道共同努力,深入探讨。

确定而写出正确的病名,并非易事。在我国,有中、西医两大医学体系,许多疾病很难写出统一的病名。目前实行的国家中医药管理局制定的《中医病案书写规范》中,规定诊断病名要写两套,即中医病(证)名和西医病名,但有时"对号"并不容易。中西医结合发展到今天的水平,距离"融会贯通"相差甚远,结合的程度,尚难表述,大家公认的而且比较通行的做法是按西医诊断确定病名,按中医传统辨证分型论治,即习惯所说的辨病与辨证相结合。这种结合的前提是西医的诊断病名必须明确,否则就谈不上辨病论治,医疗经验也就很难在国内、国际进行交流。因而,客观上要求中医工作者要掌握中、西医两套知识,才能在工作中适应。但在实际工作中,稍不严谨就会出现纰缪,最近某期刊刊出宋某某等撰写的《骨疣病初探》一文,其中提出的诊断病名,就很值得商榷。

《骨疣病初探》一文(以下简称"宋文")开头即说:"骨质增生性疾病名之'骨疣病'为妥,以别于痹证。"这句话是宋文的核心,即病名问题探讨。病名有三个,一是"骨疣病",一是"骨质增生性疾病",一是"痹证"。关于"痹证",凡中医工作者,都了解其本意,另两个病名,是西医疾病名称(按:作者或有定新病名之意),正是这两个名称,宋文在概念上认识不清。窃以为:骨质增生性疾病名之"骨疣病"不妥。下面就粗浅论述"不妥"的理由。

先说"骨疣病"。中医学中无"骨疣病"之名。中医学中的"疣",最早见于《灵枢·经脉》:"手太阳之别……实则节弛肘废,虚则生肬,小者如指痂疥。""肬"通"疣",《汉语大字典》:"疣,肉瘤,亦作肬。"《说文大字典》:"肬,音由,赘肉也。"《部首大字典》:"疣:①一种皮肤病,瘊子。②生长于体表的一种赘生物,赘疣,喻多余的无用的东西。"可见,"疣"的本意,绝不是宋文所说的"骨疣"。阅宋文,知其所谓"骨疣"是把X线片上显示出的关节边缘生长的骨刺或跟骨的骨刺称为"骨疣",所以,宋文中的"骨疣病"不是中医学病名(古代中医学不用X线检查)。那么,西医学中的"骨疣"是什么呢？西医学中的"骨疣"是骨肿瘤的一种，即骨软骨瘤，有单发与多发的不同，单发者称"外生骨疣"，发于长骨的干骺端或骨骺部的骨突处，以股骨下端、胫骨上端最多见，发病年龄在 10～20 岁，骨干与骨骺融合后，骨疣生长即自行停止，极少数有恶性变可能。骨疣有其特殊的组织结构和生长特点，其 X 线表现特点与关节边缘生长的骨刺是截然不同的。宋文把 X 线片上的骨刺认为是"外生骨疣"，并以此作为"骨疣病"与痹证的区别，显然是错误的。

再说"骨质增生性疾病"。宋文把 X 线片上的骨刺当作骨疣，把骨质增生性疾病称为"骨疣病"，非但混淆了骨刺与骨疣的区别，而且对什么是"骨质增生性疾病"亦模糊不清。骨质增生性疾病，范围极广，骨质增生只是一种病理表现，"常发生在骨端边缘、骨峭、骨突部位，即多见于肌腱、韧带、骨间膜的附着部位，按其形状不同，常被称之为骨刺、骨桥、骨唇等"。（曹来宾，《骨与关节 X 线诊断学》，人民卫生出版社 1987）骨质增生可见于许多疾病：①骨、关节损伤，如颈腰椎骨折后期，各关节的创伤性关节炎等；②关节感染的炎症后期，如骨关节结核、化脓性关节炎等；③骨缺血性疾病晚期，如股骨头、椎体、足舟骨、跖骨头的骨软骨炎等；④骨关节的慢性损伤与劳损，如脊柱、膝、肘、指及跟骨的慢性损伤或职业劳损；⑤肢体的畸形继发骨质增生，如脊柱侧弯、下肢不等长等；⑥其他：如神经性关节炎、血友病性关节炎、痛风性关节炎、大骨节病等。把如此众多的骨质增生性疾病统称为"骨疣病"，岂不大谬！

三说"骨疣病"与痹证的区别。宋文所说的"骨疣病"，主要是指颈、腰、膝的增生性关节病（或称"增生性关节炎""退化性关节炎"）及跟骨刺。作者试图从病因、病机、临床表现到治疗等方面，将这些病与痹证区别开来，但其结果事与愿违，会令读者更加糊涂。"痹证"是以中医理论为指导，从病因（风、寒、湿）、病机（经络气血闭滞不通）、临床表现特点所概括出的症候概念，不是指独立的病名。"痹"结合到肢体或脏腑才构成疾病的名称，如右膝痛痹、肢节行痹、胸痹、胞痹、皮痹、肌痹等等。骨质增生(宋文谓"骨疣")是 X 线片上表现出骨改变的一大类别,具体到某种病,有其独立的病名,如跟骨刺、踝创伤性关节炎、扁平髋、腰椎增生性关节炎、颈椎病等。因而,骨质增生与"痹",不能作相对应的比较,就同血管腔狭窄性疾病与血瘀证,白细胞增多性疾病与疮疡不能作相对应的比较一样。基本概念不同,怎么能比较其不同呢?有些骨质增生的临床表现属于痹证范围,有的就不是。就有症状的(注意:有骨质增生不一定有症状)原发性颈椎骨质增生而言,西医公认称为"颈椎病",从辨证角度看,颈椎病有太阳经腧不利型、痹证型、气滞血瘀型、痰瘀交阻型、肝肾不足型等证型(张长江等,《颈椎病的中医防治》,中国古籍出版社,1986),临床所见还有其他证型;若从辨病角度看,有五六种类型(此不赘述)。不管如何分类,只作为"骨疣病"而用"骨疣汤"治疗,效果是不会满意的(在此暂且不谈骨疣汤组方的优劣)。临床实践证明,有很大一部分颈椎病就是按痹证治疗规律用药(内服、外用)而获效的,有的则须用手法、牵引、针灸、挑灸、理疗等,方可取得疗效。再如跟骨刺,辨病与辨证施治方法很多,仅外治法不下十余种,单用"骨疣汤",亦是难以奏效的。骨质增生性疾病辨病与辨证治疗的例子还很多,不再列举。总之,一部分骨质增生性疾病有痹证表现,有的则不属于痹证,亦并非肾虚就生"骨疣"(骨刺)。"骨疣"(骨刺)和痹证概念不同,无法将它们加以比较和区别,究竟如何处理它们之间的关系,有待深入探索。

以上粗陋之见,望同道斧正。

(写于 1993 年 7 月)

六、阳经痹通汤治疗特殊型颈椎病验案

运用经络理论,自拟"阳经痹通"汤治疗颈椎病,取得良好效果(另文报告),对多种特殊型颈椎病亦取得满意疗效,摘典型病案介绍如下。

(一)半身灼热案

朱某某,女,62 岁,住济宁医学院附属医院神经内科,住院号110659,1994 年 10 月 16 日邀笔者会诊。患者头晕并肋缘水平以上至颈、肩部自觉灼热已十余日,多方治疗不效。会诊时自感两侧肋缘以上至胁、背、颈、肩、上臂部灼热如火炙烤、难以耐受,夜间尤甚,以致不能入眠,烦躁不安,上身裸露灼热亦不减轻,胃纳欠佳,头晕不呕,口干而苦,渴不欲饮。查体温不高,触摸皮肤并无异常,颈活动度略小,颈背侧肌筋轻度压痛,臂丛神经牵拉试验(一),椎间孔挤压试验(一)。X 线平片及 CT 示:颈椎 4、5、6 椎体前缘骨质增生。超声多普勒示:椎-基底动脉供血不足。舌质红,苔薄黄,脉细弦略数。诊断为特殊型颈椎病。证属阳经气血瘀滞、郁而化火之证。予阳经痹通汤加减内服。处方:葛根 30 g,柴胡 15 g,羌活10 g,丹参 30 g,川芎 12 g,生石膏 30 g,黄芩 15 g,栀子 15 g,威灵仙 12 g,沙参 15 g,降香 10 g,甘草 10 g。水煎服,日一剂。上方服6 剂,灼热感逐渐消失,但仍头晕,纳差,苔薄黄微腻。上方去石膏、羌活、沙参,加法半夏 12 g,夏枯草 10 g,天麻 10 g。服 6 剂后头晕大减,唯纳食仍少,苔腻。上方加清胃化湿药又服 6 剂,诸症消失而出院。

（二）半身麻木案

李某某，男，52岁，农民。1995年9月21日初诊。诉左肩、背连左胁肋部麻木已半年多，伴左胸胁部痞闷不舒，如重物压迫及胸廓紧束感，皮肤触摸如隔汗衫，不出汗。经多处医院检查无内脏疾患。查体：胸廓对称，无肌萎缩，左背、胁及肋缘上方皮肤干燥，痛觉减退，触觉、温度觉正常；颈活动范围略小，项部肌筋压痛，上肢活动不受限，肌张力及肌力良好，左臂丛神经牵拉试验（＋），霍夫曼征（一），腱反射正常。颈椎X线片示：颈椎4、5、6椎体前后缘均有骨质增生，颈6、7间隙变窄。苔薄白腻，脉弦滑。诊断为特殊型颈椎病。证属阳经气血瘀滞、痰浊内阻证。予阳经痹通汤加减内服。处方：柴胡15 g，葛根15 g，羌活12 g，当归15 g，丹参30 g，川芎10 g，威灵仙15 g，姜黄12 g，郁金12 g，枳壳15 g，制半夏12 g，天麻10 g，佛手10 g，水煎服，日一剂。上方服6剂症状大减，效不更方，又服10剂，症状完全消失。

（三）剧烈疼痛案

辛某某，男，61岁，本院退休医生。颈连两臂疼加重1周就诊。既往有"颈椎病"史，颈部疼痛时发时止，一般活动无大碍，故未做专门治疗。10天前轻微感冒，经治3天而愈。尔后发现颈连两臂疼痛，逐渐加重而至不能忍受，坐卧不宁，夜不能寐，用镇痛药及颈部封闭只暂轻一时，整日夜烦躁不安，饮食少进。去三处省级医院就诊，都建议手术治疗。本人及其家属不同意手术而就诊于笔者。诉颈后连两肩、臂、肘剧烈疼痛如锥刺，难以忍受。视患者躁动不安，坐立不宁，不停呻吟，两手交替抓握上臂。查颈活动中度受限，项部肌筋板滞，压痛轻度，上肢诸关节活动范围不受限制，上下肢腱反射正常，无病理反射。X线片、CT、MRI示：颈椎4、5、6椎体前后缘及小关节骨质增生，颈4～5、5～6椎间盘轻度后突，硬膜囊轻度受压。苔白微腻，脉弦紧。诊断为特殊型颈椎病。证属阳经寒邪羁留、气血瘀阻证，病主在手三阳经。予阳经痹通汤加味。处方:葛根 30 g,柴胡 12 g,羌活 15 g,当归 15 g,川芎 12 g,丹参30 g,灵仙 15 g,元胡 15 g,姜黄 12 g,山甲 10 g,桂枝 15 g,淫羊藿6 g,甘草 5 g。水煎服,日一剂。服 6 剂后疼痛大减,余症皆轻。上方随症出入共服 32 剂痊愈,至今已 3 年多未复发,返聘后仍上班坐诊。

(四)下肢无力案

葛某某,男,58 岁,干部。1995 年 10 月 5 日就诊。诉患颈椎骨质增生已七八年,颈部不适,时轻时重,但一般活动无妨,未做专门治疗。2 个月前曾因工作劳累而发现两下肢酸沉无力,逐日加重,休息后不见好转,原来晨起锻炼每晨步行 4～5 千米,目前晨练已停,上二层楼即感非常吃力,下肢不疼不麻。省级某医院建议手术治疗,本人不同意,转诊而来。检查颈部活动尚好,项部肌筋粗厚,压痛轻度,臂丛神经牵拉征(一),椎间孔挤压征(一),腰部无异常发现,下肢诸关节活动不受限制,坐骨神经牵张试验(一),下肢肌张力低,肌力Ⅳ级,髌反射、跟腱反射弱,无病理反射,足背动脉搏动好,皮温正常,浅感觉无异常。X 线片、CT、MRI 显示:颈椎 5～7骨质增生,颈 5～6 间盘轻度后突,硬膜囊轻度受压,椎管无狭窄。苔白厚腻,脉弦滑。诊断:特殊型颈椎病。证属阳经气机郁滞、经络痹阻之证,病主在足三阳经。予阳经痹通汤加减。处方:葛根30 g,柴胡 12 g,羌活 12 g,当归 15 g,威灵仙 15 g,川芎 10 g,丹参30 g,山甲 10 g,独活 12 g,鹿角霜 30 g,巴戟 12 g,川牛膝 12 g,防己 10 g。水煎服,日一剂。服 10 剂后下肢力量显著增加,唯胃纳欠佳,苔厚腻。上方去巴戟、鹿角霜,加泽兰叶、薏米、姜半夏,又服10 剂。病情继续好转,每晨已能走半小时(约 1.5 千米)而不觉疲累。上方去半夏,加续断、杜仲,连服 25 剂,症状消失,活动如常,随访两年半,未再复发。

(五)体会

颈椎病属痹证范畴。笔者认为,该病主要是经络之病,且主要在手、足三阳经。因感受外邪或劳倦内伤,致经络气机运行不畅,气血瘀滞痹阻，肌筋失养，进而深入骨节，遂发本病。"痹久不已，内舍于其合"（《内经》），影响内部脏腑与其经络，出现多种多样的临床病象。故治疗颈椎病，疏通手、足三阳经之气血当为首务。据此，笔者自拟了"阳经痹通汤"方，已治疗该病 500 余例，取得良好效果，治疗特殊型颈椎病，亦有满意疗效。

阳经痹通汤方，由羌活、柴胡、葛根、当归、川芎、丹参、威灵仙、姜黄、元胡、山甲、甘草组成。方中羌活专走太阳，宣解疏散而走表；葛根专入阳明，疏解肌腠而走里；柴胡专入少阳，和解透达半表半里，上药合用，疏通手足三阳经气，为本方之君药。当归、川芎、丹参共用，活血化瘀通经，与君药相配，气帅血行，相辅相成，使经络气血畅行为臣。威灵仙、元胡、姜黄、山甲通络利气、开郁散结、舒筋通痹，使君臣药充分发挥效力，共为佐药；甘草调和诸药以为使。全方通经活络、活血化瘀、舒筋散结，可疏通经络肌筋骨节气血之痹阻，从而使病症消除。

颈椎病的征象多种多样，现代医学分多种类型与综合征，笔者用阳经痹通汤为主方，辨证与辨病相结合，随症加减，每获良效。体会到，运用经络理论，分析颈椎病的病因病机，辨明病位，依经选药，辨证而施，是治疗本病的有效方法之一。其作用机理还不能完全用现代医学理论加以解释，有待今后深入研究。

（写于 1998 年 12 月）

七、阳经痹通汤治疗颈椎病 380 例报道

笔者据经络理论，自拟"阳经痹通汤"治疗颈椎病逾 600 余例，取得良好效果，兹将资料较完整的 380 例，总结报道如下。

(一)临床资料

1. 一般资料

380 例中,男 186 例,女 194 例,年龄 28～79 岁,平均 50.6 岁。病史 1 月至 28 年,平均 0.5 年。类型:颈型 52 例,颈神经根型 175 例,椎动脉型 48 例,交感神经型 31 例,脊髓型 8 例,混合型 66 例。全部病例均依症状、体征、X 线片或 CT、MRI、TCD 确诊。

2. 疗效标准

临床治愈:症状、体征消失,活动自如,正常工作无影响。显效:症状、体征大部缓解,偶有不适,对生活及原工作无明显影响。有效:症状减轻,体征有改善。无效:症状、体征与治疗前无明显改善。

3. 治疗结果

临床治愈 70.8%,总有效率 92.1%,详见表 8。

表 8   380 例颈椎病疗效统计表

类型	例数	临床治愈/%	显效/%	有效/%	无效/%
颈型	52	39(75.0)	10(19.2)	3(5.8)	0(0)
颈神经根型	175	132(75.4)	21(12.0)	9(5.1)	13(7.4)
椎动脉型	48	41(85.4)	3(6.3)	2(4.2)	2(4.2)
交感型	31	19(61.3)	7(22.6)	2(6.4)	3(9.7)
脊髓型	8	2(25.0)	2(25.0)	1(12.5)	3(37.5)
混合型	66	36(54.6)	15(22.7)	6(2.1)	9(13.6)
合计	380	269(70.8)	58(15.3)	23(6.0)	30(7.9)

(二)处方及用法

1. 处方

羌活 10～15 g,柴胡 10～15 g,葛根 15～30 g,丹参 15～30 g,当归 10～15 g,川芎 6～15 g,威灵仙 10～15 g,姜黄 6～12 g,元胡

10～15 g,穿山甲 3～10 g,甘草 3～6 g。

2.用法

每日 1 剂,水煎 2 次,分 2 次服,12 剂药为一疗程,3 疗程结束统计结果。疗程间停药 1～2 天。

随症加减:肝阳上亢者加钩藤、菊花、夏枯草;肝胆湿热者加黄芩、龙胆草、栀子;脾虚气滞者加党参、白术、枳壳;肾阳虚者加淫羊藿、仙茅;肾阴虚者加山萸肉、枸杞子;气虚者加黄芪、党参;血虚者加熟地、阿胶;下肢无力加鹿角片(霜)、巴戟、牛膝;湿浊内阻者加薏米、萆薢、泽泻。其他不适可随症加减。

（三）讨论

古医籍无"颈椎病"之名,在《内经》中有颈痛、项强、颈筋急、颈项强痛等名称,多散见于"痹证"及疼痛病症中,"颈椎病"征象表现,应属"颈项痹证"。从中医理论的大量文献中可看出,古人认为颈项痹证主要是经络受邪,重点在手足三阳经。"手之三阳,从手走头,足之三阳,从头走足",督脉总督一身之阳经,手足三阳及督脉均会于大椎上项至头,颈项痹证是由于手足三阳经及督脉受邪,经气流行不畅,气血痹阻不通所致。据此,笔者依据中药归经理论,自拟"阳经痹通汤",以归三阳经之药为主药,太阳选羌活,少阳选柴胡,阳明选葛根,配以活血行气、通经活络药为辅助。诸药合用以疏通三阳经气血之痹阻而达到治疗的目的。实践证明,阳经痹通汤治疗颈椎病是有效的。

颈项痹证虽是手足三阳经受邪,但阳经与阴经互为表里,痹证"病久而不去,内舍于其合",故颈椎病日久,往往有"阴经"病症的表现,内涉脏腑与气血,故颈椎病的治疗常涉及内部脏腑与外部诸窍。因此,用中药治疗颈椎病,应谨遵"辨证施治"原则,不唯通三阳经之痹阻,还应详细辨析相关脏腑病变,随症加减,以获得好的疗效。

（写于 2002 年 5 月）

八、软坚散结洗方治疗骨刺性跟痛症 148 例小结

——兼与木棒压推法治疗骨刺性跟痛症比较

自 2002～2008 年,用自拟软坚散结洗方煎水外洗治疗骨刺性跟痛症 148 例,取得优异疗效,小结如下。

(一)一般资料

148 例中,男 50 例,女 98 例,年龄 35～76 岁,平均 54.4 岁。发病时间 10 天至 5 年,平均 2 个月。单足发病 106 例,双足发病42 例。

(二)诊断

所有病例都因足跟痛就诊。多无明确外伤史,与行走过多或走路硌伤有关。患足行走疼痛且逐渐加重。晨起下床或休息后再走痛重,为跳痛或灼痛感。检查患足跟骨结节前方软组织多有轻度肿胀、压痛,多可触及硬结并有显著压痛。所有病例均拍摄双侧跟骨侧位 X 线片,双跟骨都有骨刺形成。本组病例有 19 例合并足弓低平,4 例合并跟腱炎,无其他并发症。

(三)治疗方法

用自拟软坚散结洗方煎水烫洗。

方药:威灵仙 40 g,皂角刺 30 g,乌梅 30 g,三棱、乳香、没药、木瓜、桂枝、透骨草、伸筋草各 20 g。

用法:按医嘱煎水烫洗,每日 2 次,每次 40～50 分钟,每剂药连续用 4 次。

治疗期间均未内服药,亦未做其他理疗,足弓低平者,建议其

缝制足弓垫垫高足弓。

治疗 3 周后评定疗效,统计结果。

(四)结果

临床治愈:足跟痛消失,局部无肿胀,无压痛,行走如常。显效:足跟痛基本消失,路面不平硌着时仍有疼痛,一般走路无妨。有效:足跟痛减轻,但一般走路仍觉疼痛。无效:足跟痛与治疗前无异。临床治愈共 136 例,其中治疗 1 周者 56 例,2 周者 80 例。治疗 1～3 周显效者 12 例,有效 0 例,无效 0 例。

本组病例未做系统追访。部分患者反馈信息,治疗 1～3 年后有复发,复发者多为形体肥胖的女性,或有平足症者。

(五)讨论

(1)本组病例的发病原因,与形体有一定关系,多数是形体较胖者,特别是体胖的中老年女性。另与劳损、硌伤有一定关系。发病前,一次性走路过多或走不平的路导致足跟痛,肥胖加重了足的负担,易产生劳损。平足症也易形成骨刺性足跟痛。

(2)足跟痛与骨刺的关系:本组病例都有跟骨刺,疼痛部位及压痛点与骨刺部位一致,故定名为"骨刺性跟痛症"是恰当的。然而,有跟骨刺不一定有足跟痛,单侧跟痛症者往往双侧都有跟骨刺,有的发病时间很短而跟骨刺却已很大,证明跟骨刺并不必然导致跟痛症,只是发生跟痛症的基础条件之一。再者,足跟痛程度与跟骨刺大小不成比例。有的骨刺虽小,但疼痛严重;有的无症状的一侧跟骨刺反而比有症状的一侧骨刺还大。

有跟骨刺易发生跟痛症是可以肯定的,机理可能是因骨刺的存在,劳累、硌伤等情况下易发生无菌性炎症,局部气血运行不畅、郁阻不通,局部张力增高,从而产生疼痛。

(3)跟下脂肪垫炎亦可发生足跟痛,但发病率低,其疼痛不同于跟骨刺性疼痛,休息时疼痛明显,压痛部位较广泛,肿胀亦较明显,可与骨刺性跟痛症相鉴别。

（4）无跟痛症的正常健康人，是否有跟骨刺？笔者未做调查。经治愈的骨刺性跟痛症患者，有的好奇："很快不疼了，是不是骨刺没有了？"要求拍片看看，拍片后发现，骨刺依然存在。

（5）中药外洗与木棒压推法的比较：1993 年，笔者曾总结了用木棒压推法治疗骨刺性跟痛症 95 例，疗效卓著（《中国中医骨伤科》，1994，3：23～24），尔后数年间，逐步由木棒压推改用中药外洗。至 2002 年，自拟软坚散结洗方，发现烫洗效果良好。从两组病例的情况看基本相似，疗程与疗效无明显差异（推压法 3 周治愈率 98％，中药法 92％）。分析原因，两种方法都可改善局部血运，松解软组织粘连或消除无菌性炎症，缓解局部的高张力，从而缓解疼痛症状，一是机械作用，一是药物作用，产生了"殊途同归"的效果。两相比较，各有优缺点：木棒压推法多数患者疗效立竿见影，一次性治愈率高，但有一定痛苦，有的患者不能接受，特别是有高血压、心脏病的患者施术要慎重；中药烫洗较安全，但操作过程较麻烦，需每日烫洗方能逐步缓解症状。两种疗法在临床上可以根据具体情况选择应用，如跟骨刺部位已形成滑囊炎，可用压推法，往往一次即可缓解症状，当即行走正常；若无菌性炎症较重，肿胀明显，可用中药烫洗法。也可将两种方法结合应用于同一患者，木棒压推后再用中药烫洗，疗效更好。

（6）关于软坚散结洗方：该方是经过 10 余年的经验积累而逐步形成的固定方子。方中威灵仙通经活络止痛效果极好，又能软坚散结，配伍皂角刺、三棱，加大其走窜软坚之力，乳香、没药活血化瘀止痛，五药合用活血化瘀，通络散结，为本方之主体；配用乌梅、木瓜酸敛之品，加大了收湿消肿药力，对消除炎性水肿和减小张力起主要辅助作用；透骨草、伸筋草、桂枝舒筋活络，又可温经止痛。实践中体会到，本方对骨刺性跟痛症、骨关节病、创伤性关节炎、外伤软组织粘连等坚结性病症，均有良好疗效。

（写于 2009 年 5 月）

九、中药熏洗治疗膝骨关节病 726 例临床观察

膝关节的骨质增生性关节病(简称"骨关节病")是中老年人的常见病、多发病,占我院骨关节病专家门诊病例的 11.94%。笔者用中药煎水熏洗为主治疗 726 例,疗效满意,报告如下。

(一)一般资料

726 例中,年龄 32～89 岁,平均 56.5 岁,女 582 例(80.2%),男 144 例(19.8%)。发病时间 1 周至 18 年,平均 3.1 个月。双膝同时发病 165 例(22.7%),多为一侧轻一侧较重。并发滑膜炎者 228 例(31.4%),滑膜炎中,女 183 例(80.3%),男 45 例(19.7%)。膝关节有不同程度变形者(主要是膝内翻)65 例(9.0%),其中女 56 例(86.2%),男 9 例(13.8%)。

(二)诊断

根据病史、症状、体征及 X 线片不难明确诊断。

患者一般有受凉、劳累或轻度外伤等诱因。膝关节疼痛,蹲起及上下台阶时痛重。膝无力或沉重,负重行走困难,或有"交锁"现象。查体:膝关节多有肿胀,髌骨有压痛及粗糙的摩擦音或摩擦感。关节边缘可触及骨性突起并有压痛,关节囊增厚,有滑膜炎者浮髌试验阳性,有变形者则力线改变。X 线片显示:髌骨上下极有骨刺形成,关节面硬化或有囊性变,股骨髁边缘或胫骨平台边缘有不同程度的骨质增生,胫骨髁间棘变尖,关节间隙变窄或两侧宽窄不等,有时可见关节内游离体。有半月板退变者可有半月板损伤旋压征阳性。

（三）治疗方法

用自拟软坚散结汤加减煎水外洗。

1.方药

威灵仙 40 g，乌梅 30 g，三棱 20 g，乳香 20 g，没药 20 g，木瓜 20 g，透骨草 20 g，伸筋草 20 g，桂枝 20 g，皂角刺 30 g。

2.用法

将一剂药放入搪瓷洗脸盆或不锈钢盆内，加冷水 2～3 L，浸泡 30～40 分钟，然后放火炉上煎煮（先武火后文火），煮沸后再煮 15～20 分钟。端下，先以药水蒸气熏患膝，待稍凉后（避免烫伤）用毛巾蘸药水烫洗，水冷再加温，每次洗 40～50 分钟。洗后局部擦干，免受风冷侵袭。每日熏洗两次，每剂药可连续使用 4 次。

3.加减

（1）膝关节疼痛较重或夜间疼痛明显者，为偏寒型。方中可加川乌、草乌、川椒、细辛、大黄（用大黄可减少皮肤过敏反应）。

（2）并发滑膜炎关节积液者，方中加仙鹤草、独活、苍术，积液多者再加五倍子。

（3）关节活动范围减小者，方中加当归、鸡血藤、海桐皮。

（4）能耐受醋酸气味者，可在煎药时加入适量食醋（积液重者更有必要）。

（5）疼痛重、关节积液多者，加服"通痹丸"（自拟经验方）。

（四）治疗结果

本组病例治疗 4 周为一疗程（12 剂药），疗程结束评定结果。

临床治愈：膝关节疼痛消失，功能活动恢复正常，局部无压痛，无积液，活动无影响。

显效：膝痛基本消失，一般活动无影响，但下蹲运动、上台阶仍有轻度疼痛，局部压痛轻微，无积液。

有效：膝痛减轻，局部仍有明显压痛，功能活动较前好转，无积液。

无效:症状、体征与治疗前无明显改善。

结果统计:临床治愈 195 例占 26.9％,显效 398 例占 54.8％,有效 133 例占 18.3％,无效 0 例,总有效率 100％。

（五）讨论

膝关节是人体负重的大关节,不稳定性大,极易产生外伤及劳损性伤害,故膝关节的骨性关节病中老年人群发病率很高（本资料 6080 例患者中就有 726 例）,远高于颈、腰椎的骨关节病,占骨关节病的第一位,对患者的生活质量影响很大。多数患者靠吃止痛药暂时减轻症状,病情严重者采用手术治疗,非但费用高,疗效亦不理想。中医中药治疗方法中,唯熏洗疗法效果最显著,特别是消除滑膜炎积液最为理想。本组 228 例滑膜炎中,积液均很快消失,无一例无效者。本疗法对关节变形者,虽不能改变其畸形,但症状均有不同程度的缓解。

本组病例,均有清晰的 X 线片,经临床观察,膝痛症状与骨质增生程度不成正相关。有的患者疼痛甚重,但增生并不重;有的患者发病 1 周,X 线片上却有较大的骨刺,说明膝痛前早有"骨质增生"但无症状。故本组病例不把增生程度作为观察指标,仅作为诊断的依据之一,没有骨质的增生性改变,就不能诊断为膝关节增生性骨关节病。本疗法不能消除增生出来的骨刺。

膝关节骨质增生并发滑膜炎的发病率很高,尤多见于女性患者,其原因是否与生理特性及内分泌有关？中医认为关节积液系气血流行不畅而水湿停滞郁积所致。中药熏洗,促进了血运,加用具有收敛燥湿之品,均可使积液很快吸收。本组病例,无论积液多少,均未用穿刺抽吸法。有的患者曾用过抽吸法,但抽吸后数日积液便重复出现,甚至较前更为严重。

中药熏洗法仍贯彻"辨证施治"原则。膝局部冷痛,喜温恶寒,遇冷加重,夜间痛甚等,均示有寒邪入侵,故洗方中加用二乌辛椒等大热祛寒之品。这些药止痛效果特好,但对局部皮肤有刺激作用,过敏体质者易发生局部皮肤过敏,故用二乌辛椒时,常加用大黄,以寒制热,相反相成,可减少过敏反应。

膝骨关节病症状,常时轻时重,反复发作,发作原因常与受凉、劳累有关,故平时应注意局部保暖,勿过劳,慎远行,慎登山或爬楼梯等,凡膝半屈位运动均应慎重。笔者注意到经本疗法治疗病情缓解后,虽未追访复发率,但不少患者反馈信息说,治好后已数年没有复发,原因有待研究,但与按医嘱有效防护不无关系。

（写于 2009 年 5 月）

十、中药熏洗治疗膝半月板损伤 376 例疗效小结

1998～2008 年,用中药煎水熏洗治疗膝关节半月板损伤 376 例,取得较好疗效,小结如下。

（一）临床资料

376 例中,男 263 例（占 70％）,女 113 例,年龄 19～65 岁,平均 35 岁。损伤至就诊时间 1 天至 2 年,新鲜伤（伤后 6 周内）253 例（占 67.3％）,陈旧伤 123 例（占 32.7％）。全部病例均通过损伤史、局部症状、体征（含特有体征）、X 线片做出诊断,部分病例根据需要做 CT 或 MRI 检查。

右膝半月板伤 204 例（内侧 143 例,外侧 61 例）,左膝半月板伤 172 例（内侧 109 例,外侧 63 例）。半月板碎裂伤 4 例,伴内侧副韧带伤 16 例,伴前交叉韧带伤 3 例,伴滑膜炎（关节积液）160 例（占 42.6％）。继发创伤性关节炎 7 例（占 1.86％）。

（二）治疗方法
新鲜伤与陈旧性伤分别用不同的方药煎水熏洗。

1.新鲜伤

对急性损伤(伤后1周内),先以"活血膏"外敷(自拟方,略),绷带包扎5～10天(必要时石膏托固定),然后用中药熏洗(伴侧副韧带或交叉韧带伤较重者,应考虑手术治疗)。

(1)熏洗方药:用自拟化瘀消肿洗方:刘寄奴30 g,苏木50 g,茜草30 g,仙鹤草20 g,红花15 g,川椒15 g,细辛15 g,透骨草15 g,硼砂20 g。加减:局部肿胀重者,加赤芍30 g,泽兰20 g;有滑膜炎、关节积液者,加五倍子20 g,苍术20 g;局部有热象者,上方去细辛,加生大黄30 g。

(2)熏洗方法:将上药放入陶瓷洗脸盆或不锈钢盆内,加冷水2～3 L,浸泡半小时后,将盆置火上煎煮,先武火后文火,煮沸后再煮10～15分钟,端下。先以药的热气熏患膝,稍凉后用毛巾蘸药水烫洗;药水冷后再将盆放火上加热,反复2～3遍。洗后擦干,每日洗2次,每剂药可连续用3～4次。

(3)注意事项:局部皮肤如有擦伤暂勿熏洗;皮肤易过敏者慎用;如有过敏可暂停外洗,局部涂擦皮炎平或氟轻松软膏;熏洗时体位应舒适以防疲劳;每次熏洗后,局部擦干,避风冷侵袭。

2.陈旧伤

(1)熏洗方药:用自拟舒筋通络洗方:五加皮30 g,海桐皮30 g,羌活20 g,独活20 g,当归20 g,红花15 g,鸡血藤30 g,威灵仙20 g,川椒15 g,透骨草15 g,伸筋草15 g。加减:有滑膜炎加五倍子20 g,苍术20 g;局部冷痛明显者加草乌20 g,桂枝20 g;伴创伤性关节炎者加乌梅30 g,乳香20 g,三棱20 g。

(2)熏洗方法:与化瘀消肿洗方相同。

(3)注意事项:与化瘀消肿洗方相同。

中药熏洗期间,应根据局部情况循序渐进地进行关节活动与肌肉锻炼,防止膝半屈位运动(如下蹲运动、上下楼梯、登山等)以及膝的扭转活动。避免过度负重及远行。注意局部保暖。

（三）治疗结果

中药熏洗 1 个月为一疗程，三个疗程统计治疗结果。疗效评定分为治愈、显效、有效、无效四级。

治愈：患膝无症状，阳性体征消失，功能活动自如。

显效：患膝无肿胀，无积液，走平路无疼痛，但蹲位起立及负重行走仍有疼痛，特殊体征偶呈阳性。

有效：局部疼痛减轻，肿消，无积液，但膝活动及行走疼痛仍明显，特殊体征仍呈阳性。

无效：局部疼痛略减，但仍有肿胀或积液，特殊体征阳性及功能障碍均无明显改善。

疗效统计结果见表 9。

表 9　　　　　　　　　　疗效统计结果

类型	人数	治愈/%	显效/%	有效/%	无效/%	有效率/%
新鲜伤	253	165(65.2)	57(22.5)	25(9.9)	6(2.4)	97.6
陈旧伤	123	58(47.2)	34(27.6)	21(17.1)	10(8.1)	91.9

（四）讨论

1. 充分认识尽早明确诊断的重要性

半月板损伤是膝关节最常见的创伤，日常生活、工作、体育运动等广大人群都可发病，尤多发于青壮年。损伤外力不一定很大，轻微扭伤、蹲位猛然起立，甚至上下自行车或上下公交车或走路绊了一下，都可能发生。膝半屈位的体育运动，发病率更高。初期往往认为是"扭筋"了，不加重视，常常误诊；治疗不及时、不规范，可使病情迁延，影响功能，甚至遗留后遗症。故遇到膝关节扭伤的患者，应当仔细检查，尽早明确诊断。通过局部的肿胀、压痛点、膝屈伸试验、内外翻试验、弹动征、旋压试验、研磨试验、抽屉征、浮髌试验等，可基本明确有无半月板损伤或是否伴有韧带损伤。X 线平片可观察有无复合伤,必要时做 CT 或 MRI 检查,可明确半月板损伤的具体部位、程度及韧带的损伤。早期正确的诊断对治疗方案的确定非常重要,亦是影响治疗结果、预后的重要因素。

2. 治疗方法的选择

应当充分休息,必要时制动(石膏托固定),局部外敷"活血膏"以活血化瘀、消肿止痛。适当锻炼股四头肌及小腿肌肉。如有较重的侧副韧带或交叉韧带损伤,应尽早予以手术修补;若发现半月板损伤严重,同时摘除。

绝大多数半月板损伤,急性期过后即可用中药煎水熏洗。经过长期的临床实践观察,笔者认为在诸多外治法中,中药熏洗是最好的方法。早期用化瘀消肿洗方,可促进局部血液循环,迅速消肿、止痛,从而加速损伤的半月板及损伤的软组织修复,大多数可获得治愈。对陈旧性损伤(伤后超 6 周),用舒筋通络洗方,可促进局部血运,损伤的半月板仍有愈合的希望,并可松解软组织损伤的粘连,从而尽快恢复关节的运动功能。中药熏洗能迅速有效地消除滑膜炎、关节积液。舒筋通络洗方对手术后膝关节功能的恢复亦有良好的效果。

3. 对预后的判断

传统观点认为,半月板自身血液循环极差,一旦损伤很难愈合。但临床实践观察到,经过应用中药熏洗,大多数半月板损伤都能获得良好疗效,早期治疗 60% 以上可以痊愈而不留后遗症。疗效较差或无效者常见于以下情况:一是半月板损伤严重,内部裂伤或碎裂,有游离碎片;二是伴有侧副韧带或交叉韧带撕裂未及时治疗,关节失稳;三是损伤后治疗不当,迁延时日,损伤不能修复;四是反复多次损伤(常见于专业运动员)。

应当注意的是要坚持正确治疗,勿急于求成。本组病例观察到,部分患者不能坚持连续治疗,治疗好转后自行停药,加重后又再用药,以致疗效较差。反之有的患者病情虽较重,但坚持连续治疗而收到意外效果。有两位患者治疗三个疗程未愈，又坚持治疗4个月而获治愈。

值得提出的是，摘除半月板应慎重。半月板摘除后近期效果不错，但远期效果较差，常常留有不同程度的后遗症。半月板损伤常见的后遗症，影响较大的是创伤性关节炎及反复发作的滑膜炎，往往影响工作、生活，特别是职业运动员，往往因此而终止运动生涯。

（写于 2009 年 6 月）

十一、自拟活骨汤治疗股骨头缺血坏死 155 例疗效观察

1998 年 2 月至 2008 年 2 月，笔者用自拟活骨汤为主治疗股骨头缺血性坏死，取得较好疗效，兹将资料较全的 155 例治疗情况小结如下。

（一）一般资料

155 例中，年龄最小 18 岁，最大 86 岁，平均 44.7 岁；其中男118 例（76.1％），平均年龄 42.7 岁，女 37 例（23.9％），平均年龄51.2 岁。发病原因：外伤性 12 例，酒精性 61 例，药物性 72 例，原因不明 10 例。双侧发病 86 例，单侧发病 69 例，发病至就诊时间3 个月至 8 年，平均 9 个月。

（二）诊断

据髋痛、跛行、下肢不等长、髋活动不同程度受限、股骨大粗隆部叩击痛、腹股沟中点压痛等症状、体征，可初步诊断，然后通过实验室检查、X 线片、CT 或 MRI 明确诊断。

据 X 线片表现，病变程度可分为四期：

一期:股骨头外形正常,股骨头或基底部有局限性骨稀疏区,散在斑点状密度增高影;关节间隙正常或略增宽(积液)。

二期:股骨头局限性密度增高或有"新月征",头颈部散在囊性透亮区;关节间隙变窄。

三期:股骨头有塌陷,骨密度明显不匀,骨小梁消失;关节间隙变窄。

四期:股骨头变扁或呈蘑菇状,关节间隙变窄或消失,边缘硬化或骨刺形成。

本组病例,一期28例,二期47例,三期51例,四期29例。

(三)治疗方法

1. 内服

自拟活骨汤随症加减内服,每日1剂。

方药:当归15 g,川芎10 g,丹参30 g,刘寄奴15 g,鸡血藤15 g,川牛膝12 g,威灵仙15 g,五加皮15 g,地龙10 g,秦艽12 g,木瓜12 g,汉防己10 g,元胡15 g,山甲10 g。

疼痛较重者加服血竭散(自拟方:血竭、制乳香各等分,研细粉),每服2 g,每日3次。或加服通痹丸(自拟方,略),每服6 g,每日3次。

2. 外熥

部分有条件的患者,加用中药外熥法,每日1～2次(自拟外熥方,略)。

治疗期间,患肢避免负重(最好拄拐),不负重下锻炼髋关节功能及股部肌力,戒烟、戒酒,避免受凉,减少直至停用激素,尽量不用消炎止痛药。

(四)治疗结果

3个月一疗程,每疗程结束行影像学检查(X线片)。三个疗程统计治疗结果。

疗效分为治愈、显效、有效、无效四级。

治愈:髋痛消失,活动如常,X线片股骨头形状、结构、密度无异常。

显效:髋痛轻微,走路多则髋仍有疼痛,髋活动范围较前好转,X线片表现与治疗前比较有明显改善。

有效:髋痛减轻,活动范围改善,X线片表现与治疗前比较无明显改变。

无效:髋痛及活动受限程度无明显改善,X线片表现与治疗前比较无改善或有加重。

疗效统计结果见表10。

表10　　疗效统计结果

分期	人数	治愈/%	显效/%	有效/%	无效/%
一期	28	26(92.9)	2(7.1)	0	0
二期	47	7(14.9)	18(38.3)	20(42.5)	2(4.3)
三期	51	0	19(37.2)	24(47.1)	8(15.7)
四期	29	0	0	8(27.6)	21(72.4)

(五)体会

股骨头缺血性坏死,多发于40～50年龄段,男多于女,近年发病有增多趋势,与酗酒、药物乱用(消炎止痛药、激素)有明显关系。股骨头的血供障碍是骨坏死的直接原因,其发病机理尚不完全清楚。本病之诊断,通过症状、体征、影像学检查,一般少有误诊。早期明确诊断,是取得好疗效的关键。中医药治疗的目的,在于促进局部血液循环,使坏死的骨"复活"。实践证明,在病变早期,中药治疗疗效都较好。笔者自拟活骨汤,选用大量活血化瘀药为主体,配以舒筋通经药及引经药,以促进血液循环;再加配合外熥、理疗等,对早期患者,疗效均满意。病情在二期以上的患者,特别是到三、四期,坏死骨"复活"的可能性已很小,中药治疗效果均不理想。

从本组病例观察到,股骨头缺血性坏死的发病、病情进展及治疗效果,有明显的个体化特征。有的人病情发展很快,尽管是在早期,但用药治疗一直无法控制,数月即由一期发展到三期,而且症状较重。而有的患者病变在二期,症状较轻,发展很慢,虽然治疗并不积极,但历经数年病情不变,虽有不同程度的功能障碍,却能坚持工作,生活亦无大碍。还有一部分患者,服中药治疗效果特别显著,自治疗伊始逐日好转,症状、体征及影像学改变很快。有一 47 岁女性,药剂师,股骨头坏死接近二期,用活骨汤治疗一个疗程(3 个月)即达到治愈,至今已 8 年未复发。还有的患者,查不出任何原因而发生股骨头缺血改变。这些个体化特征,究竟是何因素在起作用? 值得深入研究。

(写于 2009 年 8 月)

十二、自拟强脊汤内服治疗强直性脊椎炎 294 例疗效观察

自 1998 年 2 月至 2008 年 6 月,用自拟强脊汤内服为主治疗强直性脊椎炎,有较详细记录的 294 例,治疗结果小结如下。

(一)一般资料

294 例中,男 257 例,女 37 例,男女比例 1∶0.14。年龄最小 9 岁,最大 68 岁,平均 26.7 岁,其中 9~15 岁 15 例(5.1%),均为男性。超过 60 岁者 3 例,发病至就诊时间 2 个月~30 年,平均 5.5 个月。

(二)诊断

本组病例均据下列表现明确诊断:

1. 症状

腰骶部连背脊疼痛,"晨僵"明显,或连肢节颈项疼痛,或连髋、膝痛,时轻时重。整体活动能力减弱,一般都有神疲、乏力、纳差、易汗等体虚表现。

2.体征

多数患者形体较瘦,行走多成"板腰"摇摆步态,骶髂关节叩压痛。胸廓活动度减小,腰骶部以上脊柱活动度减小或全僵硬,深压痛明显,脊柱胸腰段可有弧形后突,髋－骶髂活动受限。"4"字试验(＋),伸髋试验(＋)。躯干、四肢肌肉可有萎缩,膝或踝可有肿胀,偶有低热者。

3.实验室检查

均查人类白细胞抗原-B_{27}($HLA-B_{27}$),阳性率99％;有的血沉偏快,抗链球菌溶血素"O"试验(ASO 试验)(－),个别患者类风湿因子(RF)(＋)。

4.X线片

腰椎曲度改变(变直或后突),腰骶关节间隙变窄或消失,椎体呈方形,脊柱可有"三线征"或竹节样变。有的股骨头呈缺血改变,髋关节间隙变窄或消失。

(三)治疗

1.方药

自拟强脊汤辨证加减,水煎服,每日1剂。鹿角霜30 g,淫羊藿10 g,山萸肉15 g,枸杞子15 g,巴戟12 g,狗脊12 g,羌活10 g,葛根10 g,威灵仙15 g,党参15 g,白术10 g,鸡血藤15 g,川芎10 g,元胡15 g,甘草3 g,山甲粉6 g(分两次冲服)。

辨证加减:①肝肾阴亏、虚火上炎者,症见头昏、目赤、心烦易躁、口干、便秘、舌红少苔、脉细数。方中去羌活、淫羊藿,酌加生地、丹皮、女贞子、杭菊、栀子等;②寒邪深在骨节,腰、脊、髋、膝疼痛较重,喜温恶寒,苔薄白,脉沉细者,方中可加细辛、桂枝;或加服"三虫散"(全蝎、蜈蚣、金钱蛇),每服2 g,每日2～3次;或加服"通痹丸"(自拟方,略),每服6 g,每日3次;③寒湿偏重,腰脊肢节重着,纳差、胸闷、腹胀、苔白厚腻者,方中去萸肉、枸杞子,酌加薏米、萆薢、苍术、防己、木瓜、川朴等;④风寒湿邪仍甚,腰脊肢节游走性疼痛,对气候变化反应明显者,可酌加独活、徐长卿、豨莶草等;⑤气血不足,见周身乏力、少气懒言、食少便溏、苔薄白、舌淡胖、脉沉细弱者,酌加黄芪、当归、山药等;⑥阳经痹阻,见头痛、项强、颈部活动不利者,可加藁本、蔓荆子、白芷等。

2.外治

可用舒筋通络洗方或温经散寒洗方煎水洗浴,每日1次(自拟方,略);或用外熥蒸疗方加热后外熥腰脊,每日1～2次(自拟方,略);也可用"消痹酊"局部外涂(自拟方,略)。此外,鼓励患者加强功能锻炼,活动腰脊肢节,有条件者,可借助体疗器械活动,以改善腰、髋、颈椎及肢节活动度,增强肌力及体力。

(四)治疗结果

疗效评定分为临床缓解、显效、有效、无效四级。1个月为一疗程,每一疗程结束统计结果,不满一疗程者不计在内。

临床缓解:周身状况良好,腰脊疼痛消失,腰脊、颈、髋活动良好,不影响原工作。

显效:周身状况良好,腰脊疼痛明显好转,晨僵已消失,腰脊、髋活动范围较前明显扩大,日常生活无大碍。

有效:腰脊肢节疼痛减轻,活动较前改善,晨僵减轻,日常工作生活仍有一定影响。

无效:周身状况及疼痛、运动等,较治疗前无明显改变。

治疗结果见表11。

表11　治疗结果

疗程	人数	临床缓解/%	显效/%	有效/%	无效/%	有效率/%
满一疗程	225	19(8.40)	92(40.90)	94(41.8)	20(8.9)	91.10
满二疗程	189	25(13.23)	116(61.38)	39(20.63)	9(4.76)	95.24
满三疗程	176	36(20.45)	122(69.32)	18(10.23)	0	100

（五）讨论

1. 早发现，早治疗

强直性脊椎炎（AS）是难治性"痹证"，致残率很高，如能早发现早治疗，有可能提高疗效，降低致残率。本组病例，来诊时大多病情已较重，骶髂腰脊已有不同程度的强直，给治疗增加了难度。实践中观察到，肢节疼痛明显而脊椎尚未强直的患者，服中药等综合治疗，效果都较好，多可达到临床缓解程度。因此，提高人们对本病的认识，及时就诊，早期治疗，是减少病残的重要环节。

2. 对 AS 应坚持长期治疗

AS 患者知晓病情后，往往有紧张、恐惧、焦躁不安等情绪，都渴望有"立竿见影"的疗效，因此容易这家医院治几天效果不显，就换另家医院，拖延了时间，耽误治疗。从本组病例统计结果看，未治满一个疗程（1 个月）者，占到病例总数的 23.50%，相比之下，能坚持治满两个疗程者，临床缓解率和显效率都有大幅提高；治满三个疗程的患者，疗效都较好，没有无效者。遗憾的是，有部分患者中途退出，本组 294 例病例中，坚持治满三个疗程者不到六成（59.86%）。告知并鼓励患者坚持有效的长期治疗，是十分必要的。

3. 对 AS 应多措并举综合治疗

内服中药辨证施治，对 AS 的疗效是肯定的，诸如补肝肾、强筋骨、通督脉、疏经络、活血化瘀、祛湿化浊等法，都可有效减轻或缓解症状，改善肢体活动功能。但还是提倡创造条件，多措并举，内外兼治，如药浴、外熥、蒸疗、推拿、器械锻炼等，再加上患者家人的配合帮助，以取得更好疗效。有部分能做到综合治疗的患者，达到了临床缓解数年未复发，参军、工作、结婚等均无影响。

（写于 2009 年 10 月）

第
二
篇

特约书稿

1986年6月26日至7月1日，在北京召开了《中医疾病鉴别诊断学》第一次编写会议，是由中国中医研究院、人民卫生出版社组织的，约请了全国16个省、市、自治区的93名医学专家（主治医师以上）撰写。撰文要求"遵循中医理论体系，保持发扬中医特色，以临床实践为基础，突出辨证的特点"。会议确定了422个条目，按专业特长分派给各位作者，要求1986年底完稿。1987年上半年将召开第二次会议汇稿，计划1988年底交人民卫生出版社出版。这次会议在中医界影响很大，如期完成将对中医事业发展起良好作用。各位作者表现了极高的积极性。

编委会分派给王老七个撰写条目。为了完成这七篇稿件，王老花费了不少精力和时间，查阅了大量文献资料，依据撰稿体例要求，按时完成撰写任务，寄给编委会。转眼到了1987年，未召开第二次编写会议，王老曾写信询问，未得回应。该书最终没有出版，原因不得而知，成为莫大的憾事。

本篇收录了《中医疾病鉴别诊断学》的特约书稿七篇。这些文稿是王老扎实的理论与丰富的临床经验结合而成，可供中医专业人士参考。

一、漏肩风及其与类似病症的鉴别诊断

漏肩风,是肩部的经络、肌筋受风寒之邪侵袭而发生的以肩关节疼痛与活动障碍为主症的疾病。多发于45～65岁的中老年人,而以50岁左右的人最易罹患;男女均可发病而以女性为多。常发于一肩,亦偶见双肩同时发病者。起病或缓或急,但病程较长,常迁延数月乃至经年不愈,但一般预后均较良好。

古医籍未见"漏肩风"病名,辞书亦无该词条目,抑或近人据其发病多为"露肩受风"所致而命名。《内经》有"肩痛""肩不举",《诸病源候论》有"风偏枯"等症候,与该病类似。因该病的主要特征之一是肩关节活动障碍,故近人常称为"肩凝症""冻结肩""僵凝肩"等。由于该病大多发于50岁左右的人,故又有谓之"50肩"者。

以肩关节疼痛或活动障碍为主证的疾病,种类较多,诸如风寒湿痹、肩部伤筋、肩关节流痰、肩部肿瘤、颈项痹性肩臂痛、中风肩臂不遂等,均与漏肩风之病象有相似之处,临床应仔细鉴别。

(一)本病辨析

漏肩风病之发生、临床征象、病情演变及预后,均有其特点与规律。年老体衰是发病的主要内因,外因则主要为受风寒侵袭。罹患范围在肩部经络、经筋、肌腠、筋膜,肩部疼痛与活动障碍并见,病程虽长而预后较好,是该病的主要特征。

发病与年龄有关,其因有四。其一:阳气亏虚。人过中年,肾气渐衰,肾者阳之本、气之根,肾气之衰,在女子则冲任脉虚、血海空乏,男子则肾精不充,真阳日减。阳气之虚,首亏于阳经。阳者主动、主外,阳气不足则肢软无力、动作迟滞,肩部尤易显现,因肩

部是手三阳、足太阳、督脉、阳维、阳跷等诸阳经脉所过或络结或交会之所，又是手少阳、手阳明、足太阳经筋所过之处。阳气亏虚，阳经先病，气血运行迟滞，肌筋失养，腠理不固，卫外之力衰减，故肩部最易受邪。其二：人过中年，劳伤者多。50岁左右之人，往往为工作、生活经日劳作，或工或农或文或武，虽然自认为并不衰老，实则已力不从心，肢体乏力，动作笨拙，勉强劳作，肌筋最易耗伤，给外邪入侵提供机会，正所谓"肉不坚，腠理疏，则善病风"（《灵枢·五变》）。其三：肩关节失于运动。年至50，每多变"懒"，喜静恶动，而肩关节是人体活动范围最大、最灵活的关节，动摇则血脉流通、肌筋滑利；少动则气血行迟、关节涩滞，稍感外邪便易著而成病。故虽工作轻松、生活安逸、体态丰腴之人，亦有患漏肩风者，原因即在于此。其四：肩筋外伤。肩部肌筋扭伤或肌腠经脉挫伤，气血郁阻、流行不畅；或因手臂伤筋折骨，将臂贴身悬吊，肩部活动受限，气血循行迟滞，久则肌肉痿软不坚。若年少体壮，气血旺盛，肩部稍加运动功能即可恢复；中年以后，气血本衰，肩部失于运动则瘀血难化、气血难行，易为风寒所中，著而成病。故肩部轻微外伤或伤不在肩而肩被制动之人患漏肩风者，亦屡见不鲜。

风寒外袭，病在经脉肌筋。外感之邪，以风为首，风为阳邪，易伤阳经，且风中每多兼寒邪，"凡风寒之伤人，必多自太阳经始"（《景岳全书·传忠录》）。因肩部诸阳经之虚，或原已有气血郁滞行迟，风寒外袭，可直入经络并深至肌腠、经筋、筋膜之内，肩之前、外、后三部阳位，表里广泛受邪，邪阻络道，气血郁滞不通，不通则痛，正所谓"寒邪客于经络，必身体疼痛，或拘急而酸者，以邪气乱营气，血脉不和故也"（《景岳全书·传忠录》）。且因风寒直客肌筋关节间，故肌筋拘挛不舒，关节活动不利，正如《巢源·风四肢拘挛不得屈伸候》所言："此由体虚，腠理开，风邪在于筋也，……则筋屈；邪客关机，则使筋挛；邪客足太阳之络，令人肩背拘急也。"漏肩风病，主要病状特征是肩疼痛与活动障碍并见，其病机即在于此。

本病起病有缓急,症状有轻重,征象有虚实。漏肩风发病机会甚多,诸如:劳动汗出而脱衣漏肩,贪凉或浸浴冷水;热季乘凉扇风或露卧阴湿之地;工作劳累而夜卧沉睡露肩当风;差旅远行车船疾驰而被劲风吹拂;提携重物肩筋劳损或肩部扭挫伤而复感风寒;宿疾久延体虚或生活安逸肩部失于运动而着衣单薄外出;等等,风寒之邪都可乘机侵袭肩部而发病。由于邪之强弱、体质盛衰各异,受邪原因有别,故病之初发有缓有急,病情可轻可重。起病较缓者,每于晨起穿衣或肩活动时,无意中觉肩部隐隐作痛、运动不利,及至症状日益加重时,方忆起日前曾有"受凉、受风"之事。急而重者,"受凉"原因明确,迅速发病,肩部突感疼痛剧烈,不敢抬举转动。不论轻重缓急,肩痛与活动障碍同时并见且日渐增剧是其特点。疼痛部位在肩前、后、外之肌筋,或连肩胛筋痛,性质可为钝痛、酸痛、刺痛、胀痛或跳痛,遇冷痛重,得温稍减而逾时依旧。遇阴晦湿冷天气则疼痛难支,白昼疼轻而夜间增剧,甚至辗转反侧,难以入眠。不敢持重提携,不能侧卧挤压。肩周肌筋按痛明显,以肩髃、肩髎、肩贞、肩内陵等穴压痛尤剧,可触到肩周拘挛胀粗变硬之肌筋。肩自动抬举及转动困难,动则疼剧。肩关节被动外展、外旋、背伸受限,更不能上举,而内收动作一般无碍。因畏痛则少动,不动则肌筋拘挛益甚,终致肩部僵硬,各方活动困难,如"冻结"状,甚则穿衣、提裤、梳头、洗澡等日常生活亦须他人协助料理。日久失治则肩部肌筋失于气血濡养而筋肉萎缩消瘦,骨棱突出,状似偏枯。病程拖延缠绵,虽不致命,却十分痛苦,给工作、生活造成极大不便。

以上是漏肩风的一般发病规律与常见病症类型,证属"风寒型"。由于每人的禀赋与体质各异,工作环境、生活条件、发病季节、发病原因有别,还可表现为其他症候类型。如其人素体虚弱,则可兼见肢体乏力、少动懒言、怯凉喜暖、纳食减少、面色无华、苔白舌淡、脉沉细迟或沉细弦等阳气衰少、气血亏损的征象,属"虚寒型"。如久居阴湿之地,或长夏季节感寒,或素有痰湿宿疾,则每多寒中挟湿,除具有类似"风寒型"之征象外,常表现出肩部胀痛、重著酸楚、烦乱不安、胸闷纳少、湿痰喘促等证,苔白厚腻,舌质淡胖,脉沉弦或沉迟,证属"寒湿型"。又有形体丰腴,肢体失于运动,每遇轻微劳累或肩部肌筋轻度扭挫而感邪发病者,常见"风寒夹瘀"之证:肩部刺痛明显,或肌筋微肿而按之剧痛,活动障碍更著,苔舌如常或舌见瘀斑,脉多弦紧或沉涩。又有湿热内蕴之人,风寒外袭之后,日久郁而化热,虽有肩部疼痛活动受限之证,但局部不畏冷、不喜热敷、酸胀烦疼,常需漏肩揉搓方觉舒适,体形多胖,口气臭秽,舌质红,苔黄厚腻,脉弦滑或弦紧而数,证属"湿热型"。

漏肩风病,尽管有风寒、虚寒、寒湿、湿热、风寒夹瘀等不同证型表现,但都是肩部经络、气血、肌肉、筋膜受邪之疾患,虽然局部可影响整体,全身亦可影响局部,但该病不游走他处,不传变脏腑,经过恰当治疗(如内外用药、推拿按摩、导引锻炼等),一般均能治愈,治愈后偶有复发,病程虽有长短,但不会由此而变生他病,故预后均良好。

(二)疑似病辨

1. 肩部痹痛

"风寒湿三气杂至,合而为痹。"(《素问·痹论》)肢节的风寒湿痹,常有发于肩者,从病因论,与漏肩风之发生相类。肩关节的痹痛,特别是疼痹、著痹,颇似漏肩风,故常易将二者混为一谈,但实则不同。肩部痹痛,往往伴有其他肢节的疼痛,即呈多发性、游走性;即使独在肩部疼痛,亦每时轻时重,或愈而再犯,反复发作;病情重时可伴有局部红肿及发热、恶寒、汗出等全身症状。漏肩风则无此特点,此其一异。肩部痹痛,也可有活动障碍,却是因痛而不动,肌筋病不拘挛坚紧,疼轻后即可活动自如,不似漏肩风之肩活动障碍日益加重,终致僵硬,此其二异。肩部痹痛多发于青壮年,中老年则少罹患,而漏肩风则绝少见于青年人,此其三异。风寒湿痹,范围广泛,《内经》指出,皮肉筋脉骨及肢节之痹,可以"内舍五脏六腑",导致脏腑之痹,并指出"其入脏者死"。而漏肩风病,虽可长久不愈,但却不内传于脏腑而危及生命,此其四异。此外,痹证中有"尪痹"者,可令人肢节挛屈不能伸而致残废,但却极少单关节发病,而且多发于肘腕指、髋膝踝及脊椎,极少发于肩,临证不难鉴别。

2.肩部伤筋粘连

肩关节周围的肌肉筋膜跌损扭挫,致局部气血郁滞而疼痛,甚至有肿胀,如治不及时,或因疼痛而肩部运动减少,日久则肌筋可因瘀血阻滞而粘连,失去滑利之性,产生运动障碍,动则疼痛,类似漏肩风病。但该病之起因是外伤,必有明确的外伤史;而且可发于任何年龄,以青壮年为多;压痛只限于损伤部位,运动障碍亦只限于某一方向;一般夜间不痛,加强自身功能锻炼即可很快恢复,不难鉴别。

3.肩关节流痰

流痰,是发于骨关节的疾病,肩关节亦是多发部位之一。其起病多由于肾气不足、气血虚弱,或有轻微外伤,复感风寒湿之邪,郁阻经络骨节间,化为痰浊凝聚而成。该病初起,肩部隐疼、畏冷,昼轻夜重,关节运动障碍,颇似漏肩风病。但该病多发于青少年,局部漫肿,按痛广泛。全身往往伴有潮热、盗汗、纳差、乏力、面㿠等征象。检查时,用掌或拳向肩方向叩击患侧肘部,可产生肩痛,都与漏肩风有别。肩流痰继续发展,肩关节逐渐肿大而酿脓,则更不易混淆了。

4.肩部骨瘤

肩部亦是骨瘤的好发部位之一。多因肾气亏损,感受风寒湿邪,郁阻于骨骼而成;或有肿瘤宿疾,毒邪攻散而发。初起,肩部酸痛、胀痛或刺痛,昼轻夜重,局部不红不热,状似漏肩风。但该病之疼痛在骨,部位较深,轻按而不得,关节运动无明显障碍,疼痛与肩活动无关。多发于青少年,发于中年者,多有脏腑或肢体的肿瘤宿疾,仔细检查,不难发现。骨瘤继续生长,肩即明显肿胀,皮肤光亮,或见红丝青缕,肱骨上端增粗,压痛明显,全身症状恶化等表现,便不易误为漏肩风了。

5.颈项痹性肩臂痛

颈项痹,是颈项部感受风寒湿邪引起的痹证。由于邪侵经脉,每易累及手三阳经而发生肩、臂、手的疼痛或麻木症状,肩关节酸重,活动不利。因该病多发于中老年人,故颇似漏肩风病。但颈项痹性肩臂痛,必先有颈项部的疼痛,肩部虽痛但却部位不定,无明显压痛点,多有手指发麻症状,甚则手部鱼际肌萎缩。肩虽疼而肌筋不拘急,故肩关节主动及被动运动范围不受限制。仔细检查,容易鉴别。

6.中风肩臂不遂

中老年常患之"中风"病,其轻浅者(中经络)可发生一侧肩臂不遂、不能运动之证,久则肩筋枯瘦,类似漏肩风晚期之征象。但中风肩臂不遂多兼有口眼歪斜、语言謇涩;肩臂活动障碍系因"不能自主",且无疼痛,肩关节被动运动则不受限制。病史及主症与漏肩风显然不同,不易混淆。

(写于 1987 年 1 月)

二、颈项痹及其与类似病症的鉴别诊断

颈项痹,即颈项部的"痹证"。因其部位特殊,所以其病症表现除以颈部疼痛、酸楚重著、强急痉挛、板滞不舒、活动障碍为主证外,常由此而变生四肢麻木、疼痛痿躄以及脏腑经络气血的多种病

症，是"痹证"的一个特殊类型，故单作一病论述。

古医籍无颈项痹之病名。《内经》中有颈痛、项强、颈筋急、颈项强痛等名称，多散见于痹证及多种疼痛疾病中。"颈项痹"作为一种病名，为近人据其病因病机、临床征象及其演变规律而拟定。

颈项痹，为临床常见病，成年男女均可罹患，尤以 40～60 岁的中老年人最多见。可见该病的发生，虽因"风寒湿三气杂至"，但与正气亏虚、生产劳动、生活调摄等多种因素有密切关系。由于颈项部位特殊、结构复杂，而痹证又有"内舍于其合"的特性，因而其病症表现比较复杂，病情发展亦变化多端，故对其表现及预后，当具体分析，分别而论。

颈项强痛是颈项痹的主要征象之一。古今医家对颈项强痛复杂性的鉴别，都非常重视，沈金鳌综述了颈项强痛的多种证型后便说："颈项之为地虽小，其病亦如此之多，可忽视哉。"（《杂病源流犀烛》）。颈项痹的病症表现，除颈项强痛等局部征象外，还有许多变证，如头痛、眩晕、肢体麻木、瘫痪等等。所以，临床上除颈项强痛的有关病症如损伤、落枕等需与颈项痹鉴别外，还有许多内伤病症应与颈项痹加以鉴别。

（一）本病辨析

颈部，古人分为前后两部分，前为颈，后为项，但往往颈项合称，若单称项部，即指颈的背侧而言。颈部是脊柱活动度最大的一段，除颈椎骨节、肺系、食管之外，又是十一条正经、九条经别、七条奇经以及手足三阳经筋、足少阴经筋所上、下、走、循、连、绕、交、会、结、过之处，上接"元神之府"，通达五官七窍；下达四肢胸腹，联络五脏六腑，是运气血、调阴阳、通神明、传意志的"交通要道"，故颈项部的病变，往往产生广泛的影响。

颈项痹的病因，分而言之，大致有三：一为肝肾亏损，精血不足；二为长期劳倦，筋骨暗伤；三为阳经气乏，外邪侵入。但三者互有关联，甚或是互为因果的。

人到中年，多有劳伤，特别是长期从事端坐、低头、挺脖、转颈、俯身、仰头工作如文牍、刻印、缝纫、刺绣、木工、搬运、纺织等，更易使颈项部肌筋劳损，骨节暗伤。亦有因长期睡卧垫枕不当（高、低、软、硬等），或反复以颈用力而多次外伤（如体操、杂技等运动），均可致颈项筋骨受损。《内经》云："肝为罢极之本，主身之筋膜；肾为作强之官，主骨生髓，颈项筋骨劳伤，则内损肝肾。"岁至中年，肝肾渐亏，或素体肝肾不足之人，精血匮乏，元气日衰，筋骨失养，不耐劳作，劳则气耗，久劳则肝肾益亏，这便是颈项痹发生的根本，是主要病因。经曰："邪之所凑，其气必虚"（《素问·评热病论》），正气不足则外邪易侵，阳经气乏，卫外力弱，为风寒湿邪侵袭颈项致痹提供了可乘之机，尤其太阳经虚更为紧要。张景岳曾精辟地指出："太阳一经，包覆肩背，外为周身之纲维，内连五脏六腑之肓腧，此诸阳主气，犹四通八达之衢也。故风寒湿之伤人，必多自太阳经始。"（《景岳全书·传忠录》）清代医家沈金鳌说："颈项强痛，肝肾膀胱病也"（《杂病源流犀烛》），这一认识，是很深刻的。

外邪之人，或因夜卧受凉，或被冷风吹袭，或为久冒寒湿，外邪首犯颈项皮部，阳经受邪，而致经络绌急，气行涩滞，气血循行不畅，不通则痛，此为颈项痹之最轻浅者。若外邪久羁，或风冷邪盛，则可深入肌筋；肌筋为邪所袭，便拘挛急紧，舒缩不利；气血运行受阻，肌筋失养，久则萎软细弱，约束无力，使痹证发展更深一层。经络肌筋之痹失治或久治不愈，病位益深，便可累及颈椎骨节，骨被邪侵，失去气血温煦濡养，则骨枯髓减，质地不坚，关节活动失调，甚至骨节"错缝"，动摇受阻，最终造成经络肌筋骨节同病，病情迁延，久治难愈。

由于颈项部经脉密集、交会错综、连属广泛，故局部受邪，每数经同感，浅深易传，由阳入阴，外内同病，而致变证多端。最常见的变证，其一，首先犯脑。因头为诸阳之会，有的经脉直入脑髓，故头脑最易受病，并累及五官七窍。其二，病传四肢。四肢之阳经皆通于颈项,四肢之功用均赖阳经之调畅,颈项阳经受邪,极易变生四肢经病。其三,"内舍于其合"。颈项皮、肉、脉、筋、骨之痹,久而不去,可分别通过经腧内舍脏腑,变生脏腑之痹证。

从颈项痹之复杂病机不难理解,其临床征象必然甚为错杂,临证必须详细诊查。为有条理起见,将其征象依次述后。

1. 临床征象

(1)痹在经络者,一般发病较急,患者往往自知已"受凉"。颈项部突感疼痛、酸胀,局部喜温,恶风怕冷,项部不适而常欲以手抚摩或以衣物覆盖。触太阳经循行部可有细条状物,按之酸胀窜痛,风池、风府均有压痛。感颈部活动不利,但其活动范围不受限制。舌、脉诊可如常人,或见薄白苔、弦紧脉,此乃风寒客于阳经,经气循行不畅所致。

(2)痹在肌筋者,起病可急可缓。急性者每有"受凉"史,颈项部疼痛较剧,肌筋有紧缩抽掣之感。因肌筋拘急而致颈项部前倾或头歪向一侧,僵硬板滞,俯仰转侧困难,活动痛甚。触摸项部或两侧肌筋轻度肿胀变粗,疼痛拒按。常因疼痛活动不便而不能正常工作,甚至睡眠不安、心情烦躁。起病缓慢者,感邪史往往不清,或于"感冒"后发生颈痛,感冒虽愈而颈项部疼痛逐渐加重,酸胀钝痛,板滞不适,喜温恶冷,俯仰转侧不利。触摸颈项肌筋硬韧如绳索,拨按酸痛,常自引颈以指循按弹拨,按摩后稍觉舒适。无论发病急缓,都是邪在肌筋而致气血运行受阻、经气郁滞不行所致。诊舌察脉,或寒或热,但寒者多而热者少,苔多白或白厚腻,脉弦紧或弦滑。

(3)痹在颈椎骨节者,多由经络肌筋之痹迁延而成,也可因微邪久羁,逐步深入。前者病史清楚,后者往往于不知不觉中着而成病,实乃经络肌筋骨节同病。颈项疼痛酸胀,遇劳加重,休息则差,不耐久坐,得温痛减,遇冷或阴雨天气则症状加剧。夜间疼痛较甚,往往烦乱不适难以入眠,垫枕无所适从,常需热敷或摇按方安。

颈部活动不利,尤以晨起为甚,忍痛俯仰转摇后反觉舒适;颈活动时可闻及骨节"咯咯"响声,响后则疼痛立减,故患者常自行转动颈部图一响为快。触按颈项,除肌筋呈条索样并有按疼之外,用力深按骨节则颈椎深处疼痛,以指拨动深部筋膜可应指弹动并有"嘶嘶"之摩擦音,如捻绳纸。令患者挺颈,医者以拳叩其头顶,则颈椎深部震痛。此乃气血郁滞日久,筋膜硬化,椎骨失养,关节不润而致骨节活动失调乃至"错缝"之征象。舌脉多显寒热错杂,虚实并见。

颈项痹治不及时或治疗不当,则病程久延,时轻时重,反复发作。若肝肾素亏或继续劳伤或反复感邪,可使病情逐渐加重,终至骨枯髓减,肌筋萎软,致使颈项软弱无力,病情缠绵难愈,甚至变证丛生。

2. 变证

在颈项痹发病过程中,极易产生变证,常见的有四肢麻木、疼痛、痿躄,头痛眩晕、耳目失聪等。

(1)肢麻疼痛、痿躄:由于颈项部的经络痹阻,气滞血瘀,可直接影响到四肢的经脉,特别是手足三阳经最易受累。

手三阳经,从手走头,其所过之处——颈项部痹阻之后,犹如河道之淤阻,则经气流行不畅,不通则痛,导致肩胛臑臂手的疼痛,酸胀重着,肩胛如负重物,酸累难支。初则肢胀疼痛,久则因气血不能濡养而疼麻并作,甚至麻木不仁,皮内如有虫行,肌肉消瘦萎软,抬举无力,取物易落,甚至握笔困难。多为单侧上肢罹患,也可双侧发病;可发于一条经或二、三经,但每以某经之病症为主。由于肢疼麻木萎软无力系因经气不通、气血留滞而致,并非因外邪直客,故肩臂肌筋并不拘挛,且无固定性压痛点;肢节运动虽无力,但被动运动之范围并不受限。

足三阳经,从头走足,颈项部足三阳经痹阻,经气下达不得顺畅,一则上实下虚,二则阳经之邪可循经而传,三则颈以下之经气

虚又可易受外邪之侵袭,由此造成足三阳经所过之处正虚邪实之
证,尤以足太阳经证最显。双侧受病者多,或一侧证重,证见肩胛
腰背下肢肌肉经筋均可有不同程度的疼痛,肌筋胀急板硬,或如绳
索,按之酸胀钝痛,舒缩活动不利,甚则肌筋拘挛抽掣疼痛,下肢强
硬板滞,动则振摇,行步困难,即《内经》所谓"髀不可以曲,腘如结,
腨如裂"之证。若病久失治,正气益虚,气血不能濡养肌筋骨节,则
可产生肌肉萎缩、肢细无力,甚则麻木不仁,痿躄不遂,成为瘫痪
之病。

(2)头痛眩晕,耳目失聪:颈项阳经痹阻,经气流行不畅,在足
三阳则经气不能下达而厥逆,上实下虚;在手三阳则经气不能至头
而经脉空虚,上虚下实;或邪气顺手三阳经传上头而致正虚邪实,
病机虽异,但均可产生头痛、头晕、目眩眼黑、耳鸣耳聋等证,或一
证为主,或数证并见。

上实之证,多类似足三阳之经气厥逆。头痛或在巅顶,或在两
边,或在前额、后枕,头胀如裂或头重如裹,或痛如锥刺,头颈动摇
或夜间垫枕不适则可使头痛加剧。时感头晕昏蒙,两目胀痛如脱;
耳中嗡鸣,如闻大风呼响,甚则如物塞耳,听力失聪。可兼有头面
烘热、烦躁不安、口苦咽干、胸闷脘胀、咽塞不利、痰涎上泛等症。
苔多见厚腻,脉弦涩或沉弦或弦滑。

经气不能上达之上虚证,一在手三阳经行不畅,二在肝肾精血
之亏虚。头部官窍无以濡养而致髓海空虚,证见头痛较轻而眩晕
较重,头晕目眩眼黑时作时止,动则愈甚,如立舟车,起则欲倒,甚
则晕仆。两眼发花,视物不清,或目瞑良久乃得视。耳鸣时作,如
蝉吱叫。正经所谓"上气不足,脑为之不满,耳为之苦鸣,头为之苦
倾,目为之眩"(《灵枢·杂病》),"髓海不足,则脑转耳鸣,胫酸眩
冒,目无所见,懈怠安卧"(《灵枢·海论》)。《景岳全书·杂病谟》
载:"真阴不足,……目视无光及昏黑倦视",并引《龙木论》曰:"肝
虚则头晕、耳聋、目眩;肾虚则虚壅生花,耳作蝉鸣。"患者常伴全身

乏力,不耐劳作,劳则证重,饮食减少,筋骨酸软无力,咽干少津等虚弱征象。苔薄舌淡或舌红无苔,脉沉细弱或细涩。

颈项痹的常见变证已如上述。与其他肢节痹一样,颈项痹亦可"内舍脏腑",变生脏腑痹证。可参阅本书各"痹"之论述,此不赘述。

痹证的预后,《素问·痹论》有"其入脏者死,其留连筋骨间者疼久,其留皮肤间者易已"的记载,这一论述,基本符合临床实际,也包括颈项痹在内。但颈项痹入脏而死者极少,多数患者经恰当治疗,预后良好。然而,"其留连筋骨间者"并不少见,病情往往时轻时重,反复发作,久治难愈。

(三)疑似病辨

1. 太阳表证

太阳主一身之表。外感风寒,卫阳被遏,可产生太阳表证,头项强痛是其主症之一,但与颈项痹之颈项痛不同。太阳表证可发于任何年龄,除头项强痛外,必有发热、恶风恶寒、无汗或有汗、脉浮等全身症状,可兼见鼻塞声重、干呕、咽疼、咳嗽等症。颈项痹系局部感邪,无"表证"之全身症状,很易鉴别。

2. 落枕

落枕,亦称"失枕",是由于睡眠时头部垫枕不适或睡姿不良或兼感风寒而引起的颈项疼痛、活动障碍的病症,多发于青年人。其特点是早晨起床后突然感到颈项部一侧疼痛、回头转颈困难。诊查可见患者颈微前倾,头向患侧偏歪,下颏偏向健侧,颈项部肌筋拘急挛硬,按疼较剧,颈部主动及被动活动均受限制。这些征象,颇似颈项痹之在经络肌筋急重期之表现。但该病发病急骤,颈项痛及活动障碍较重,肌筋触按时疼痛亦较颈项痹为剧,经手法治疗或服药、热敷、休息等,可在1~3日内痊愈,与颈项痹不难鉴别。但是,若成年人特别是中老年人,反复出现落枕症状,且每与"受凉"或劳累有关,则应考虑有颈项痹之可能,应结合病史及其他检查加以鉴别。更要注意,多次落枕复感外邪常是颈项痹起因之一,应告知病家,早为预防。

3.颈项损伤

颈项损伤,是颈项痛的主要病因之一,有伤经络肌筋与伤骨节之不同,应与颈项痹鉴别。

(1)头颈部强力扭曲闪挫,或举重用力、扛抬重物等,均可造成颈项部乃至肩胛上方之经络肌筋损伤,致气滞血瘀,颈项强痛。亦有偶然强力劳作挺颈用力,当时不觉而逾时颈项痛者,则是颈项肌筋急性劳伤、气血行迟所致。此病之发生,外伤或劳伤史都较明确。伤后颈项疼痛,钝痛、胀痛或锐痛,头颈不敢转动,活动疼重。诊查颈项板滞,头多偏向患侧,局部可有肿胀或瘀斑,压痛尖锐;或肌筋挛硬,胀痛拒按。这些病象,结合病史询问,不易与颈项痹之颈项痛混淆。

(2)严重外伤,如从高处坠跌或重物打击、挤压而伤颈者,除损伤颈项经络肌筋外,常有颈椎骨节之损伤,甚至骨折、脱位。这类损伤所致之颈项严重疼痛不易误作颈项痹,自不待言;但颈椎骨节损伤有时可继发手足麻木或痿躄不遂,不得误以为颈项痹之变证。骨节损伤,由于局部血络破损,瘀血内结,或骨节错落,可致经脉阻滞,经气不能畅达。阳经受损居多。手三阳经罹患,可造成一侧或两侧上肢麻木不仁,肌肉软弱无力,甚则肌肉萎缩瘫痪。损及足三阳经或督脉,可产生下肢麻木、肌软无力,甚至萎废不用。遇此类病象,细询病史则足以鉴别。

4.肾痹

肾痹,为内脏痹证之一,常发于 18～30 岁的男性。多由劳倦汗出或露卧湿地或房劳过度肾精亏损,风寒外侵犯肾而得,也可因肢节风寒湿痹日久不愈,内舍于肾而成。初起可有四肢关节痹痛,尔后发生腰尻部疼痛,或起病即在腰尻部。疼痛为酸痛、钝痛、胀痛或跳痛,日轻夜重,喜温恶冷。疼痛部位顺脊柱骨逐渐由下向上移行漫延,直至背脊颈项。肾主骨,疼痛深在脊骨,按之而不得。痛重时可伴有潮热、汗出、乏力、纳差等全身虚弱症状。脊椎疼痛并随时日之延长而逐渐僵硬,随脊椎之僵硬而疼痛反可日渐减轻乃至消失。疼痛移行到颈项时,腰背部脊椎多已弯曲僵硬,椎骨两侧肌肉萎缩,骨棱突出,伛偻不能站直,正所谓"尻以代踵,脊以代头"(《素问·痹论》)。若治不及时,最终颈椎亦可变僵硬,使整个脊椎丧失活动能力。

肾痹之颈项痛与颈项痹之主要鉴别点在于:发病年龄小,多有肢节痹痛史,全身症状往往较重,疼痛初在腰尻尔后上移到脊背,腰背脊椎僵硬后方发生颈项痛,终致颈椎僵硬。这些,都与颈项痹有别。

5.痿躄不遂

痿躄不遂,亦称"痿证",是指四肢肌筋弛缓、软弱无力、所用不遂的病症。痿躄之起病,可由外感而发,常有发热、烦渴之症,或因肝肾之亏、脾胃之虚、气血不足、湿痰内阻,肌肉筋骨失于气血濡养而发病。起病缓慢,肌筋软弱无力,逐渐消瘦,所用不遂,肢节如脱。发于上则臂不能抬,手不能握;发于下则足不任身,步履艰难。该证与颈项痹之变证——肢麻疼痛痿躄的主要区别在于:患肢无疼痛,无颈项部痹痛之证,一般不易混淆。

6.外伤头痛眩晕

头部受碰撞、打击、摔跌等外伤,脑髓震动,气血瘀滞,清窍被扰或血不荣脑,可产生头痛、头胀、眩晕、耳鸣等症状,须与颈项痹继发之头痛眩晕加以鉴别。头部外伤,有明确的外伤史,伤后常有暂时性昏不知人的"气闭"症状,可伴有恶心、呕吐或大小便失禁、烦乱不安等证。头痛眩晕发无休止,与姿势无关,且无颈项痹痛之主证,临床容易鉴别。

7.内伤头痛眩晕

脏腑、经络、气血内伤,或由于肝火上炎,或由于湿热上蒙,或因湿痰阻滞，或因气血亏虚，均可使清阳升降失常、脑髓气机逆乱，产生头痛、眩晕、耳鸣、耳聋或耳目失聪之证，有时与颈项痹之头痛眩晕耳目失聪难以区别。但内伤病，无颈项痹痛之主要病象，头痛眩晕一般与头颈运动无关，与睡卧垫枕姿势亦无明显关系，与病机相应的全身症状往往比较明显，仔细检查，不难区分。

临床上还有一些疾病与颈项痹有相似之处，应注意鉴别，如颈椎骨痨，颈项瘰疬、失荣初起，中风偏枯、腰腿痛致下肢肌痿无力，漏肩风肩胛臂痛等。这些病症，都有其特殊病象或病史，仔细诊查，一般不易误诊。

（写于 1987 年 3 月）

三、附骨疽及其与类似病症的鉴别诊断

附贴于骨而生或生于骨节间的疽，称为附骨疽。它是一种毒邪壅盛，部位深在，起病较慢，化脓较迟，脓汁难尽，不易收口，常形成瘘管或朽骨脱出的化脓性疾病，治不及时或治疗不当，常可造成肢体不同程度的残废，甚至可危及生命。

早在《内经》中即有对该病的论述，有"股胫疽""骨疽""骨蚀"等病名。"附骨疽"之病名，始见于《小品方》，并指出该病有急、缓两种不同类型，还提出了与"贼风"的鉴别。《诸病源候论》对附骨疽的病因、病机、症候作了详细论述。《千金要方》《外台秘要》及尔后的诸代医家，对附骨疽的诊治积累了丰富经验。清代以前的医籍，把四肢长骨及大关节的疽都归于"附骨疽"范围，正如张景岳所说："凡疽毒最深而结聚于骨际者，皆可谓之附骨疽。"到了清代，随着对本病认识的不断深化，根据发病部位或主要症候的不同，沿用

并提出了许多病名,如"贴骨痈""骨痈""咬骨疽""多骨疽""股阴疽""股阳疽""肩中疽""环跳疽""缩脚疽""穿踝疽"等等。《医宗金鉴》则仅把生在大腿外侧者称为附骨疽。近代医家所指附骨疽,往往系指附生在四肢长骨的疽而言。本文的主要目的在于疾病的鉴别诊断,故此所说的附骨疽,涵盖了附贴在四肢长骨及关节间的疽,以便与一些骨关节疾病相鉴别。

附骨疽,多发于四肢长骨及大关节,故临证需与下列常见疾病相鉴别,如关节热痹、流痰、流注、贼风、骨肿瘤等。

（一）本病辨析

附骨疽,可发生于任何年龄,而以儿童及青少年为多。好发于四肢长骨及大关节处,如股骨、胫骨、肱骨、桡骨、髋、肩、膝、踝等。病因有寒、热、湿痰、瘀血的不同;病症有寒、热、虚、实之异;病程的初起、成脓、溃后各阶段,病情又各有其特点,临证需详加辨析。

1.病因病机

（1）正气虚弱为本病之本。禀赋素弱,肾元不足,则筋骨不健,邪毒易深蓄骨髓,积久外发成疽。正如《中藏经》所谓"（痈疽）发于骨髓者,肾之毒也。"《医林集要》则认为:"所谓骨疽,皆起于肾。"肾主骨、生髓,肾气不充,骨髓空虚,外邪可直入骨髓,著而成病。亦有患热病之后,或生疮毒流注,病虽愈而余毒未尽,正气已伤,气血虚弱,复感外邪引动,或遇劳倦内伤,则可使余毒内炽,积于筋脉骨节,经久发为附骨疽。

（2）风寒侵袭为主要外因。早在《诸病源候论》中,对附骨疽之发生,即有较详细的论述:"附骨疽者,由当风入骨解,风与热相搏,复遇冷湿,或夏秋露卧,为冷所折,风热伏结壅遏,附骨成疽。"《千金方》亦谓:"凡人体患热,当风取凉,风入骨解中,风热相搏,便成附骨疽。"临证所见,患者每因露卧寒湿,或当风取凉,或劳累涉水,或汗出淋雨,或夜卧覆盖单薄,风寒湿邪乘虚而入,侵袭筋骨关节,致气血凝滞、经脉郁阻、阴阳失和,邪气蓄积不散,著而成疽。

（3）瘀血湿痰常为诱发条件。骨关节部位外伤，如跌、砸、击、碰、扭、挫等，损伤筋骨血络，血离经脉，成为瘀血，停滞于内，阻塞络道，致气血循行障碍，复感外邪，气血郁滞，郁久化热，内外合邪，附骨成疽。临证所见，青少年患者，由此发病者居多。或因饮食不节，膏粱厚味，烟酒成癖，脾胃受伤，湿痰内盛；或忧思郁怒，劳倦内伤，肝脾失和，亦可致痰浊内阻。湿痰蕴结于内，若复感邪毒，与痰热互结，阻滞于经络血脉，湿热壅盛，附骨成疽。诸多中老年患者之发病，常与此有密切关系。

（4）邪毒化热为成病之转机。附骨疽之成病，多系正气虚弱，感受外邪，正邪相争，阴阳失调，气血郁滞，复遇局部瘀血或湿痰内结作为条件，则正不胜邪，邪毒猖獗，寒化为热，热毒壅盛，腐肌为脓，伤筋损骨，发为附骨疽。

附骨疽病，因其部位深在骨节，正邪相搏，寒热转化而显露于外之过程一般较长，故起病较表浅之痈疽缓慢；一经成病，则热毒炽盛，腐肉烂筋蚀骨。故既已成形，即病变部位广泛，病情严重，全身可"内连五脏，血气竭"，局部则"筋骨良肉皆无余""筋骨肌肉不相荣，经脉败漏"（《灵枢·痈疽》），疮口脓液淋漓难尽，形成瘘管、窦道或死骨。故对本病应仔细诊察，详加辨证，及时采取正确的治疗措施，方可望正盛邪却，转危为安。不然，病邪久羁，正气消耗，轻则造成肢体残废，重则邪毒流散，伤及脏腑，危及生命。

2.病症表现

附骨疽初起，有缓有急，病症表现各异。其急者，突然发病，往往先有恶寒发热，或乍寒乍热，精神萎靡，全身乏力，胃纳减少；继则高热不退、烦躁、渴饮、便干、溺赤、舌红苔白或薄黄、脉数。局部则感患肢疼痛，多在长骨骨端部位。骨端近关节处胖肿，皮色不变，亦不甚热，触痛亦轻，但不敢自主活动，患肢震动则痛加剧。继而肿胀疼痛日剧，范围扩大，患肢粗肿，皮温增高，触按痛剧烈，但皮色往往仍不红。若发生在关节者，除全身症状如上述外，疼痛部位在关节,尤以髋膝关节最多见。初起关节深部疼痛,活动痛重而致不能屈伸转动,逐渐加剧;继而关节肿大、膨胀、紧硬,按痛深沉而剧烈,关节僵硬,活动受限。但皮色不变,一般亦不灼热,或有微热。初起若得不到及时正确的治疗,病情继续发展,经 1~2 周即可转入成脓期。全身高热、汗出、口渴、烦躁、便秘、溲赤,甚则神志不清、谵妄,乃至昏迷。舌红绛、苔黄燥、脉洪数。局部严重肿胀,剧烈跳痛、胀痛,痛无休止;皮肤灼热。仔细诊查,若在肿胀最重处应指波动、触痛表浅,皮色隐红一点或一小片,即为已成脓之征。既已成脓,即不能消退,应切开排脓,不应待其自溃。溃破后,初次流出大量黄白色稠厚脓液,并夹有腐败的烂筋坏肉。脓出,肿消痛减,全身症状亦随之减轻,此为顺证;若正不胜邪,毒邪炽盛,局部皮肉俱烂,青黯恶臭,高烧不退,神志不清,此为逆证,往往邪毒流散,"熏于五脏",出现"七恶"病象,可危及生命。

附骨疽缓者,多在四肢长骨,起病缓慢。初觉患肢酸痛不适,活动时疼痛加重,休息则痛减,全身可无明显不适。尔后则症状日增,可有低烧、乏力、神倦、纳差、口干、舌红、苔少、脉数等证;局部疼痛增剧,深部胀痛、胖肿,并有触压痛,用指轻叩局部则有震动痛,但仍可不红不热。继续发展,经 1~2 个月或更久,局部肿胀范围扩大,疼痛加重以致跳痛,日夜不止,即已酿脓;但皮色仍不焮赤,亦无脓头。若发现肿胀最高处按之应指波动、皮肉较薄,即是已积脓之征,应予切开排脓。流出之脓液多清稀如米泔水,气味腥臭,淋漓不尽。全身可显气血两虚或气阴两亏之证。

临床所见附骨疽,急者多而缓者少。无论急缓,因该病部位深在,邪毒内盛,腐肉烂筋,损伤骨髓,故往往脓虽溃而疮口流脓渗水,淋漓难尽,疮周暗红或晦暗,腐肉难净,新肉不生,久久不能愈合;或愈而还破,反复发作,常形成窦道或瘘管,或有死骨内存,时从孔中排出,累月经年。必须精心内外调治,方能好转向愈,不留或少留残疾。若治无专功,正气消耗,形体日削,正虚邪盛,每可变生他证；或可致肢节变形、僵硬，丧失活动功能。

此外，肢体皮肉创伤，损筋露骨，创口染毒，侵入骨髓；或刺戳受伤，创口内有异物、毒气存留，伤口久不愈合；或肢体生疮疖痈肿，溃烂流脓，治疗不当，久不收口，都可致毒邪侵犯骨髓，骨骼坏死，变为朽骨。凡此，均与附骨疽之溃后病症相类，古称为"骨疽瘘""多骨疽"等，发病过程虽不同，病之转归则与附骨疽无异，故今人多将其列入附骨疽范围。

（二）疑似病辨

1.关节热痹

关节热痹，为痹证的一种，以关节红、肿、热、痛为特征，可伴有发热、汗出、口渴、苔黄、脉数等征象。多发于四肢大关节，尤以膝、踝、肘、腕关节多见，可一个或数个关节罹患。其单发者，极似关节急性附骨疽，应注意鉴别。

热痹，乃感受风热之邪引起，或因外感风寒湿邪，经络气血郁阻，郁久化热而发，故初起多有"游走性"关节疼痛的历史。患者一个或数个关节红肿热痛。其状色红弥漫，红晕成片，色鲜浮浅，范围较广；全关节肿胀，触之较软，甚则关节内积液，扪之如囊裹水。而附骨疽之关节肿胀则肿硬胀急，即使至成脓时亦仅最肿处按之应指，其周则仍肿硬，表皮不红，或积脓处隐红一点。热痹之疼痛多时轻时重，或昼轻夜重，隐痛、酸痛、胀痛或刺痛，按痛较轻；附骨疽之疼痛，痛无休止，化脓期则跳痛难忍，且疼痛日益加重，直至溃破脓出方减，按痛剧烈。热痹之发热，常低热缠绵，关节红肿虽甚而周身发热并不剧，神志如常；附骨疽则发热较重，关节肿痛明显时则往往伴有高热、烦渴、甚则神昏谵语等热毒征象。热痹之红肿热痛可持续日久不消，但不酿脓；关节急性附骨疽治不及时，往往1~2周即可成脓腐溃。

2.流痰

流痰，亦称"骨痨"，是发生在骨、关节的化脓性疾病。其特点是起病慢、化脓迟,多在病变之附近或远处形成脓肿,溃破后流稀脓如痰,久不收口,全身常显虚劳征象。该病好发于青少年,多因脾肾亏损,气化无权,湿浊内积,复感风寒,湿痰凝聚于骨节而成。多发在脊椎及髋、膝、踝、肩、肘、腕等部位,其证与缓发之附骨疽有诸多相似之处,下列几点可资鉴别。

(1)流痰起病较附骨疽更为缓慢,往往数月经年方可成脓。

(2)流痰好发于脊椎,其次是髋、膝等大关节,极少发生在骨干。初起局部症状较轻,常无痛、隐痛或酸痛,昼轻夜重;肿胀轻微,皮色如常,亦少发热,或有低热;患肢肌肉往往很快消瘦而显得关节膨大变形。

(3)流痰成脓后,脓液除可积在关节部位外,往往流向别处,在病变附近或远处皮肉间聚积形成脓肿。如龟背痰(胸腰椎)脓肿可发在腰眼部或腹股沟部;附骨痰(髋关节)脓肿可发在小腿中上段等。脓肿不红不热不痛,称为"冷脓肿",附骨疽则极少有此征象。

(4)流痰之脓肿极难溃破,往往数月、经年方溃。溃破后流出稀薄脓液,犹如腐败之乳酪,气腥不臭,与附骨疽的黄白稠脓或红白血脓不同。溃后疮口久不愈合,形成瘘管、窦道,但一般无死骨,此亦与附骨疽有别。

(5)流痰之全身虚弱征象显著,身体日渐消瘦,疲乏无力,精神萎靡,少动懒言,胃纳不佳;日久真阴耗伤,可见自汗盗汗、日晡发热、两颧潮红,或咳痰带血,舌红少苔,脉细数等证。而附骨疽溃后,正气虽虚,但多显热毒羁留之证,二者表现不同。

(6)流痰常有瘰疬、肺痨等并发症,亦与附骨疽有异。

3.流注

流注,是发于肌肉深处的脓肿。多由于正气虚弱、感受暑湿邪毒,或损伤瘀血、金创染毒,毒邪循经脉流窜注于某处而发病。多发于肌肉丰厚之处,如腰、背、肩、膊与臀、股部位。可一处发病,亦可数处同时发病,或此愈彼起。初起,局部出现肿块,在肌肉深部,肿势散漫,隐隐作痛,不红不热,触之微硬;数日后肿痛加剧,局部红热,并伴有高热、烦渴、汗出、纳差等全身热毒症状。2周左右即可成脓溃破,流出黄白稠脓,尔后肿消痛减,疮口逐渐愈合。

流注与急性附骨疽有许多相似之处,其主要不同点是:流注肿块部位较浅并较局限,且不在骨关节内,因而疼痛、触痛较轻,无患肢震动痛,不影响关节活动;成脓期短,疮口愈合较快,一般不形成瘘管,更无死骨形成。脓肿常数处同时或相继发生。这些均与附骨疽有别。

但髂窝流注与髋关节附骨疽初起极为相似,应格外注意。髂窝流注于髂窝内隐痛,深触可摸到肿块,髋屈曲而不能伸;而髋附骨疽则环跳穴处或腹股沟处胖肿胀急,疼痛严重,股骨大粗隆部有明显叩压痛,髋关节各方活动均受限制。仔细诊查,不难鉴别。

4.骨瘤

骨瘤,是发于骨的肿瘤,有良性与恶性之别,其恶性者,邪毒壅盛,需与附骨疽鉴别。

恶性肿瘤,多发于青少年或老年人,好发于长骨的骨端,如胫骨上端、股骨下端、肱骨上端等处。初起,骨端一侧或全骨微显膨胀、增粗,不红不热,深部隐痛;继则局部胀大,疼痛增剧,痛如锥刺,或胀裂样痛,深在骨髓,不能自止,夜间更甚,以致因疼痛而彻夜难眠。表皮肿胀光亮,不红,微热,青筋暴露,按之坚硬。全身及患肢肌肉逐渐消瘦,并伴有发热、口渴、神疲等症。末期病情发展迅速,往往因正不胜邪,邪毒炽盛,毒邪流散全身而死亡。

恶性骨瘤与附骨疽之主要鉴别点有:骨瘤多生在长骨端而极少在骨干,亦不在关节,附骨疽则发在骨干与关节。骨瘤初起虽骨膨胀增粗明显,但痛不重,不似附骨疽局部漫肿,至膨胀明显时便跳痛难忍,即已成脓;但骨瘤迅速发展所产生的夜间剧痛,远较附骨疽之痛为重。骨瘤局部皮薄、紧张、光亮,并可见青筋暴露,附骨疽则无此特征。骨瘤按之坚硬如石,附骨疽则胖肿,按之较软。骨瘤初期一般不发热或微热,而附骨疽初起即有发热、恶寒、口渴等症并持续增剧。附骨疽可经历初起、成脓、溃破三个阶段,而骨瘤则终不化脓。附骨疽在各阶段经正确治疗一般都能逐渐好转向愈,而恶性肿瘤目前尚无有效疗法。

5.贼风

贼风为"中暴风冷"引起的急性关节疼痛性疾病。好发于青少年,髋、膝、踝关节易发病,常一个关节罹患。多因运动或劳作过度,或冒雨涉水,或病后体虚而露卧当风,局部为风冷所袭,关节部经络气血为寒邪所遏而致。每于晨起后突然发现,关节疼痛,部位深在,喜温恶冷,步履艰难,不敢屈转活动,被动活动亦受限制。颇似关节附骨疽之初起,应予以鉴别。

该病全身症状不明显,或微恶寒、汗出,但不发热。局部虽痛重,但无肿胀,不变色、不灼热,压痛广泛而无固定性压痛点,骨无叩击痛。热敷或热熨疼痛即暂缓,服用祛风寒药效果显著,治疗及时数日即可痊愈。即使失治久不愈者,虽可能发生关节活动障碍,但终不化脓。

6.烂疔

烂疔是疔疮的一种,系由于创伤染毒所引起的、以皮肉迅速腐烂为特点的急性疾病,多发生在小腿、前臂,其次是上臂、大腿及足背等处。起病急,病情重,发展快,治不及时,可危及生命。起因均为皮肉创伤(如穿刺伤)或哆开骨折,伤口污染较重,邪毒经伤口内侵而发病。可于伤后2~3日内发生。初起,伤口剧烈疼痛,其周严重肿胀并迅速扩展,皮肤色紫、光亮,按之如泥状凹陷。1~2天后,伤口周围皮肤起疱,继则皮肉腐烂、伤口塌陷,流出褐黑色稀薄污水,气味特臭熏人;按之从疮口逆出气泡,皮下有嘶嘶响声。全身症状严重,初起即可高热、烦躁、汗出、渴饮,继续发展可见神昏、谵语、惊厥等"走黄"之重证,必须采取紧急治疗措施,方可望挽救生命。

烂疔与伤口染毒引起的急性附骨疽有相似之处：二者均有外伤伤口，局部均有皮肉腐溃，全身都有热毒炽盛之证，临证应予区别，以免误诊。烂疔起病急、发展快，伤后 2～3 日即腐坏溃烂；烂疔伤口及其周围皮肉腐烂塌陷特臭；按之疮口有气体逆出，并有嘶嘶之捻发音；全身热毒征象出现急而重。这些表现，均与附骨疽之一般化脓性疾病征象不同。

（写于 1987 年 4 月）

四、脱疽及其与类似病症的鉴别诊断

发生在四肢末端而常致趾、指骨节坏死脱落的疽，称脱疽。本病多发于青壮年男性，其次为中老年人。多由于肝肾亏损、心脾两虚而外受寒湿之邪侵袭、脉络阻滞不通所致。起病大都缓慢，初发于足趾者多，治不及时或治疗不当，轻则趾（指）节坏死脱落，造成残废，重则病灶浸漫，可危及生命。

脱疽，《内经》称"脱痈"，谓："发于足指，名脱痈，其状赤黑，死不治；不赤黑不死。不衰，急斩之，不则死矣。"（《灵枢·痈疽》）至《针灸甲乙经》始改称"脱疽"，《肘后备急方》《千金要方》《外台秘要》都有脱疽之记载。到了明代，认为脱疽是疔的一种，"疔生于足趾，或足溃而自脱，故名脱疽。亦有发于手指者，名曰注节疔，重者腐去本节，轻者筋挛"（薛己《外科发挥·脱疽》）。汪机的《外科理例》、李梴的《医学入门》、王肯堂的《证治准绳》，都有相似的论述。清代王洪绪的《外科全生集》改称"脱骨疽"。又有"脱疽单生于足大指，而别指生者俱名敦疽"之争议。近代一般均称为"脱疽"。

脱疽病程中的不同阶段、不同证型，与许多疾病有相似之处，如肢节痛痹、手足疔疮、趾指冻伤、脉痹、腰腿痛等，临证应加以鉴别。

（一）本病辨析

脱疽之病因，体虚为本，虚在心、肾、肝、脾；感邪为标，主因寒湿内侵。患者禀赋素弱，肝肾不足，或房劳太过，肾精耗伤，阳气衰减；或奔波操劳，肝肾伤伐，筋骨疲惫；或烟酒成癖，恣嗜膏粱，脾气受伤，运化无权，湿浊内蕴；或有消渴宿疾，阴液耗竭；或劳伤心神，阴血内耗，心阳失旷。凡此，皆可导致机体阴阳失调、精血不足、阳气虚弱，给外邪之入侵以可乘之机。外邪侵袭，以寒湿最多，如严寒劳动、踏冰履雪、冒雨涉水、泥溏浸渍、夜卧受凉、霜露沾湿等，都是寒湿易受之际。寒湿外袭，气血凝滞，脉络阻塞不通，筋骨失养，日久则坏死脱落，称为脱疽。

脱疽之发，甚为缓慢，起病至脱疽成形，常历数月乃至数年或十余年。脱疽坏溃缓慢，溃后愈合亦迟，疮口脓水稀少，肉芽难生，筋骨坏死外露，常数月或数年不愈；或愈而复发，缠绵一二十年。若失治或治疗不当，病久正气消耗，或疮口染毒而加重病情。病灶延漫，毒邪入脏，则可危及生命。

脱疽初起，两侧或一侧趾（指）端或连小腿发凉、怕冷、麻木、疼痛，遇冷加重，得温稍减。走路活动痛重，足及小腿筋肉疲累胀硬，愈走则麻痛愈剧，停步休息片刻则麻痛减轻，即"间歇性跛行"。肢端皮色苍白，触之冰凉，跗阳脉、太溪脉（在上肢则为寸口脉、少阴脉）波动细弱甚至消失。继续发展，诸症加剧，疼痛持续而夜间更重，甚至抱足按摩而坐，彻夜不能安眠。全身日渐衰弱，患肢肌肉萎缩，皮肤干燥，汗毛脱落，趾甲不长而变得干厚脆硬。趾（指）端苍白或暗红无华，或有紫红瘀斑，触之冰冷，脉搏消失。趾（指）端疼痛最重时，往往示即将发生坏死。坏死之发生，多从大趾或小趾开始。初在趾端出现青紫瘀斑，继而变暗黑或起水疱，逐渐坏死；亦有因轻微外伤破皮溃烂而逐渐蔓延坏死者。坏死区逐渐向上蔓延，以致全趾坏落，甚则诸趾全坏，上延跖、踝、小腿，黑腐烂脱由于体质的不同及病情轻重的差异,脱疽之发展有快慢,病症表现可有不同。寒邪阻遏脉络、气血瘀滞偏重者,若体质较好,则病情发展较慢,而坏死可仅局限于趾(指)端或一趾,红肿轻微,患趾逐渐干枯,死趾可自行脱落,疮口亦随之愈合。若体质较差,气血虚弱,阳气不能温煦,病情发展虽可较慢,但坏死范围较广,可一趾或数趾干枯坏死,久久不落,割除坏趾后,疮口淡白、灰暗、肉芽不生,疮口可数月或经年不愈,并伴有患肢肌肉萎缩、皮肤甲错、光薄脱毛等。年龄较大,素有心阴不足、心阳失旷或肝肾阴亏、相火旺盛者,寒湿瘀滞则易从热化,病情发展较快,范围较广,患趾紫暗,继而变黑、坏死、干瘪,气味恶臭,坏死部与好肉分界不清,并可逐渐蔓延扩大至足、踝甚至更高;全身可有发热、口渴、咽干、烦躁、便秘、溲赤等热毒炽盛征象,治不及时,极易产生热毒攻心之险证。膏粱之体,脾阳不运或素患消渴、肝肾阴亏、湿浊内阻者,感受寒湿,内外合邪,极易化热,病情发展往往快而重,坏死常数趾齐发,并可迅速蔓延至足甚至小腿,局部红肿、灼热、紫暗如煮熟的红枣,继而皮肉筋骨俱烂,脓水淋漓,恶臭难闻,坏死区与好肉分界不清;全身可见高热、烦渴、便秘,甚至出现神志昏迷等湿热邪毒壅盛之证。概言之,脱疽之临床表现,病情有轻重缓急,病症可有寒凝经脉、气滞血瘀、气血两虚、热毒炽盛、湿热壅滞等不同证型。但各种证型是不断变化的,同一患者,病变发展的不同阶段以及治疗措施的影响,是否合并外感新邪等,都可使病症转化,临床应据全身与局部的表现具体辨析。

(二)疑似病辨

1.肢节痛痹

风寒湿邪侵袭肢节,寒邪偏胜者发痛痹。其证肢节疼痛,部位固定不移,遇冷痛重,喜温恶寒,活动痛剧,肢节或有肿胀,触痛明显,皮温可降低,有时肢节表皮有暗红瘀斑。这些征象,颇似脱疽初起。但该病疼痛范围较广,可同时发生在上下肢多个关节,肿胀以关节为主,疼痛程度较脱疽轻,无间歇性跛行,患肢远端之脉搏搏动正常,趾、指绝不坏死,但可发生关节增粗变形、活动受限,用一般祛寒利痹之剂可获效。

2. 手足疔疮

古代医家即有将手足疔疮与脱疽混为一谈者,实则不同,应仔细加以鉴别。

手足疔疮,多见于湿热内盛之人,脏腑蕴毒,每因手足皮肤轻微破伤(外伤或虫咬)感染邪毒,内外合邪,热毒炽张而发。起病急、发展快,严重者治不及时,热毒极易走散,内攻脏腑,产生"疔疮走黄"之险证。

手足疔疮,多发于手足指、趾,可发生在指腹、指背、甲旁,亦有发于手心或足底者,部位不同,名称各异,有蛇头疔、蛇肚疔、蛇眼疔、托盘疔、足底疔等。初起局部皮肤起一水疱或暗红一点,麻木作痒;指(趾)肿胀、焮红,继而剧痛或跳痛,皮肤灼热,肿胀加剧;全身可见发热、恶寒、头痛、烦躁等热毒炽盛征象。局部病灶变化迅速,一般数日即可酿脓、破溃,流出黄稠脓液,严重者可致指(趾)甲脱落,甚则指骨坏死外露。病情虽急重,经一般内外治疗,疮口可较快愈合,全身症状亦随之消减。个别严重者,邪毒炽盛,正不胜邪,出现"走黄"之证,局部疮口黑陷无脓,黯红坏死,肿势散漫上延,伴有高热,甚至神昏谵妄、惊厥、抽搐、皮肤发斑疹等。

手足疔疮,起病急、发展快,全身热毒症状明显,局部无怕冷、冰凉之征而焮红热痛,数日即酿脓坏溃,溃后愈合亦快,指、趾坏死脱落者少,这些都与脱疽不同。疔疮亦无患肢远端脉搏搏动消失及肌肉萎缩、皮肤甲错等征象。"疔疮走黄"者,亦较脱疽之邪毒内攻病情发展快得多,临床不应混淆。

3. 指、趾冻伤

肢节冻伤,重者可发生指、趾坏死脱落,应与脱疽鉴别。

冻伤发生在严寒地区的严冬季节,有明确的受冻史,发病急,发展快。受冻后局部麻木、冷痛、苍白,复温后即肿胀、皮肤紫红、瘀斑、起水疱,继而皮肤逐渐坏死、干枯、脱落、疮愈。严重者,肢节高度肿胀,紫暗起疱,腐烂坏溃,流紫红稀水,以致筋骨坏死、干瘪、脱落。

冻伤之肢端坏死,严重受冻之病史明确。起病急,局部坏死发展迅速,坏死脱落后疮口愈合亦较快,不似脱疽之难溃难敛、病程漫长,且有反复发作之可能,二者显然不同。

4. 脉痹

脉痹,近人称为"无脉症"。据《内经》记载,该病系由于"风寒湿三气杂至……夏遇此者为脉痹。……脉痹不已,复感于邪,内舍于心。……心痹者,脉不通""痹,……在于脉,则血凝而不流"(《素问·痹论》)。脉痹的主要特征是上肢或下肢脉搏减弱或消失,并伴有患肢软弱无力、沉困、发凉、麻木等症,在下肢可有间歇性跛行,颇似脱疽之初起。但该病多发于青壮年女性,上肢罹患者多,可伴有低热、纳减、乏力、眩晕、心慌、气短以及关节游走性疼痛症状,疼痛亦较脱疽为轻,甚至无痛,很少有肌肉萎缩,亦极少发生肢节坏死,与脱疽有显著不同,不难鉴别。

5. 腰腿痛

负重、扭闪或劳伤,可致腰胯部肌筋或骨节损伤,局部经络受损,气滞血瘀,产生腰、胯痛,并可由此导致三阳经阻滞不通,膀胱经、胆经最易罹患,经气不能下达,致下肢后外侧麻木、疼痛、怕冷、发凉、喜温恶寒。疼痛有时甚剧,不能站立及行走,活动痛重。沿膀胱经径路可有压痛,平卧或侧卧下肢屈曲可使疼痛减轻。日久小腿可见筋肉萎缩、皮肤干燥。患肢跗阳脉搏动正常,终不发生趾坏死。有的显现间歇性跛行,下肢麻痛,愈走痛愈重,下蹲休息后则症减,应与脱疽初起鉴别。

(写于 1987 年 4 月)

发生于骨的肿瘤，称为骨瘤。瘤者，留也，骨瘤系由于肾精亏损不能荣骨，复感寒湿之邪，与气血搏结，郁聚留滞，深著骨骼而成。其特点是"自骨肿起，按之坚硬"（《外科枢要》）。

骨瘤多发于青少年或老年人，好发于长管骨之骨端。因邪毒盛衰及人体正气强弱有所不同，骨瘤有良性与恶性之分。良性者大多于人无碍，而恶性骨瘤则病势凶险，常可危及生命。

"骨瘤"病名，最早见于《千金要方》，而对该病有较深入认识，则始于 16 世纪，如明代的《外科枢要》《外科正宗》，清代的《医宗金鉴》等，都对骨瘤的病症有较详细的论述，并提出了治疗方法。这些文献，很值得我们深入挖掘、研究。

骨瘤，特别是恶性骨瘤，其病症表现与附骨疽、石疽、流痰、外伤有某些相似之处，临证应仔细鉴别。

（一）本病辨析

骨瘤多发于青少年，其次为老人。肾主骨，青少年发育不全，肾气不充，骨质柔嫩；老年人常因劳欲耗伤，肾精亏损而致骨髓空虚，骨骼不健，易受邪毒侵犯，聚而成瘤。因邪毒盛衰、正气强弱不同，可形成良性与恶性两种骨瘤，二者症候不同，预后迥异，分述于下。

1. 良性骨瘤

良性骨瘤，绝大多数发于青少年。系由于禀赋不足或后天失养，或因局部轻微外伤，复受寒湿之邪侵袭，寒湿与气血搏结，凝聚成痰，阻于骨骼，发为骨瘤。好发于生长较速的长管骨之端，如胫骨上端、股骨下端、肱骨上下端等；亦可发于指、趾骨。常一处发病,亦可多处生长。初起症状不显,生长缓慢,往往于偶然间被发现。在骨端一侧触到坚硬之包块,如杏核或如胡桃,坚硬如石,附着于骨而推之不动。其形状多不规则或圆形,光滑,皮色如常,皮与瘤不粘连。按压一般无疼痛。其周皮肉不肿,有的则瘤顶部筋膜增厚,推之柔韧。临近之关节活动无妨。生在指、趾者,多生于一个指节,极少生在多节,可见指、趾骨膨胀增粗、不变色,无压痛或微痛,活动无妨。瘤体可自行停止生长,不治亦终生无碍。过大阻碍关节活动或畸形有碍美观者,可切除。

良性骨瘤,因外伤或正气因病虚衰,复感邪毒,可转为恶性。若见瘤体突然生长迅速,出现疼痛并逐日加重,夜间尤甚,局部压痛,表皮光亮变薄,或有青筋赤缕显露,即是恶化之征,应积极治疗,以防危及生命。

2. 恶性骨瘤

恶性骨瘤,亦多见于青少年,其次为老年人。青少年患此瘤,除骨骼柔弱、正气不足为致病之内因外,常由外伤诱发,如踢、磕、碰、撞、扭伤、运动疲劳过度等,局部气血受伤,循行不畅,复受寒湿侵袭(如涉水、雨淋、游泳、露卧湿地、浴后当风等),气血与外邪相结,聚积成瘤。老年人患此,多因劳欲伤肾,精血亏损;或患宿疾恶疮、岩证,邪毒壅盛,漫延流散,著骨成瘤。该瘤好发于长骨端,尤以股骨下端、胫骨上端、肱骨上端最为多见。初起局部隐痛,逐渐加重;患处自觉肿起,日益长大,边界不清,皮色不变,坚硬如石,按痛轻微。此期全身症状不著。尔后诸证增剧,疼痛逐日加重,刺痛、钻痛或胀裂样痛,痛无休止,夜间尤甚,而致难以入眠,甚则彻夜呻吟嚎叫。瘤体迅速长大,膨隆胀急,皮肤变薄,紧张光亮,其色暗红或如紫铜,赤缕隐隐或青筋暴露,触之微热,按痛明显。患肢活动艰难,肌肉逐渐消瘦。全身可有低热或高热不退、口渴、烦躁、汗出、神疲、纳呆、便秘、溲赤、舌红少苔或苔黄燥、脉细数等证。正气日渐消耗,邪毒猖獗漫延难以遏制,预后多不良。病程少则三两月,多则年许,每因邪毒入脏而致无救。近人于早期手术治疗,可偶有幸存者。

(二)疑似病辨

1.附骨疽

附骨疽与骨瘤,特别是恶性骨瘤,病症表现有诸多相似之处,二者性质、预后不同,临证首当鉴别。其鉴别要点,见"附骨疽"之"疑似病辨"项下,此不复赘。

2.石疽

石疽,属无头疽的一种,以其肿块初起皮色不变、坚硬如石而得名。多由正气虚弱,寒邪深袭,气血郁积,邪毒结聚而生。由于发生的部位不同,有上石疽、中石疽、下石疽之分,预后恶劣。下石疽多生于膝上,与恶性骨瘤有酷似之处,须予鉴别。

石疽生在深部肌肉或肌间,初起肿块如桃李或鸡卵,不痛或酸痛,非常坚硬,推之可动。继而长大则推之不移,体表漫肿,界限不清,与皮肤相连,疼痛增剧,压痛明显,皮色转暗或有青筋赤缕,扪之微热或不热。全身可有寒热、神疲、纳呆、消瘦等毒盛正虚征象。日久肿块紫黑,皮肉俱烂,流出紫黑恶水,气味臭秽,新肉不生,难以收口。迁延岁月,气血衰败,常危及生命。

恶性骨瘤与石疽明显的不同点在于:前者自骨而生,初起自骨端一侧高起,膨胀性生长,比石疽更硬,疼痛较石疽为剧,皮肤光薄,但终不溃烂;骨端有叩击痛,患骨失去支撑力而不能运动。

3.流痰

流痰是生在骨关节的肿疡,因其溃后脓液稀薄如痰并易流注他处而得名,青少年最易罹患。由于先天禀赋不足,筋骨不健,三阴亏损,津液输布失常,复感寒湿邪气或轻微外伤、劳累,气血郁滞与痰浊凝积于骨节而致本病。好发于脊椎及肩、髋、膝、踝等大关节部位。初起关节部微肿、酸胀、隐痛,皮色不变;继而肿胀明显,疼痛渐增,日轻夜重;关节活动受限。皮色如常或微热,触之如绵或应指波动,压痛轻微,关节周围肌肉消瘦。全身可有低热或潮热、盗汗、纳减、羸弱等气血亏损、阴虚火旺症候。若局部皮色隐红、发热,按之波动,即已成脓。脓肿可于局部溃破,或脓液旁流注于他处形成脓疡。溃后流出稀薄脓液如痰,淋漓不尽,疮口久不愈合,常形成窦道、瘘管,但预后大多良好。

流痰在溃脓前期,病情表现与恶性骨瘤有某些相似之处。主要鉴别点在于:流痰病情发展较骨瘤缓慢,常经数月变化不著;流痰局部疼痛较轻,自始至溃均无骨瘤之剧痛;流痰病在关节,易损周围肌筋,故早期即出现关节活动受限乃至挛曲畸形;流痰局部绵软、皮厚,积脓期虽胀急而硬,但在关节而不在骨骼,且按之波动应指,局部表皮无青筋暴露。这些表现都与恶性骨瘤不同,不难鉴别。至于成脓溃后,则更不会混淆。

4. 外伤

骨关节轻微的外伤,常是恶性骨瘤发病的诱因,尤其是青少年。因而,骨瘤初期被误作为外伤筋骨进行治疗者,临床并不鲜见,故应引起重视,尽早予以识别。

大关节部(如膝)轻微外伤,如踢、碰、磕、摔跌等,大多损伤皮肤筋肉,一般不致伤骨,轻者多不介意而不就诊,稍重则局部可有疼痛,轻微肿胀,甚至有青紫瘀斑,肢体运动则痛重等证。按伤科常规治疗,均可于1周左右痊愈。倘若出现下列情况,则应警惕有发生骨瘤之可能:外伤之后,当时症状轻微,未治或经一段治疗后症状均已消失,但过数周或更长时间,未复受伤而近关节之骨端却又疼痛,部位深,不变色,压痛轻或无压痛,运动过后休息时或夜间静止时痛重,则应考虑可能发生骨瘤。若疼痛程度与日俱增,无休无止,用一般治疗不能取效,逐渐发现骨端一侧膨胀增粗或漫肿高起,界限不清,不红不热,轻叩震痛,坚硬与骨无异,则是恶性骨瘤初发之征,应及时做进一步检查处理。

(写于 1987 年 4 月)

六、筋瘤及其与类似病症的鉴别诊断

邪气郁结在"筋",留滞不散而生成的瘤,称为筋瘤。多发于小腿筋脉或腕、膝、踝等关节部位筋密集处。据其留滞之"邪气"的不同形质,筋瘤有"瘀血内结"与"痰浊胶固"两种不同证型。一般预后良好,但有筋瘤溃破继发臁疮、湿毒之变证者,诊治应慎。

"筋瘤"病名,始见于《灵枢经》。《灵枢·刺节真邪篇》谓:"虚邪之入于身也深,……有所疾前筋,筋屈不得伸,邪气居其间而不反,发为筋溜。"(溜,瘤也)《肘后备急方》称为"结筋",《杂病源流犀烛》称为"筋结"。《儒门事亲》将"痰浊胶固"型筋瘤称为"胶瘤"。《外科枢要》《外科正宗》对"瘀血内结"型筋瘤都有较详细的论述。这些文献,对我们临证皆有一定参考价值。

筋瘤之征象,与肉瘤、恶脉病有相似之处,临证应注意鉴别。

(一)本病辨析

中医文献关于"筋"的含义,范围较广,与筋瘤相关之"筋",主要系指"诸筋者皆属于节"的筋腱、筋膜以及体表可见的"筋脉"。筋腱、筋膜所生之筋瘤与津液相关;"筋脉"所生筋瘤与"血"有密切关系,从而形成了"痰浊胶固"与"瘀血内结"两种不同证型的瘤,其病因、病机、临床形证有别,分述于下:

1.痰浊胶固型筋瘤

该型筋瘤多发生于腕、膝、踝等关节部位筋腱、筋膜密集之处,以腕之背、掌侧及足背侧最为多见,青壮年罹患者居多。其成因多由于"久行伤筋",或劳作过度,"疲极伤筋",复感寒邪,气血流行不畅而致津液不行,化为痰浊,留滞结聚于筋,日久胶固成瘤。常一处发生,亦有几处发病者。初起局部生一疙瘩,如豆如栗,高出皮面,渐渐长大,生长缓慢,大者可如核桃。瘤体呈半球形或长圆形,轮廓清晰,界限分明,皮色如常。初起按之较软而有明显波动应指感,渐长大则按之坚韧,硬如胶球,压疼不剧。有的与关节相连,按之则瘤体缩小,放手后关节活动则又膨胀变大。自觉局部有轻微胀痛或酸痛,关节酸软无力等症状。一般不化脓、不溃破。大多经按压、敲击或针刺揉按,瘤体即能消失。若刺破,可流出浓稠黄白色黏胶状物。该瘤预后良好,但消后易复发。

2.瘀血内结型筋瘤

该型筋瘤生在体表之筋脉,大都发于下肢小腿。发病多由于下肢筋脉薄弱,经久站立劳作或长期负重劳动,或妇女妊娠,厥阴气血不足,复受寒湿之邪侵袭,致下肢筋脉气血流行不畅,瘀血阻于筋脉,滞结成瘤。初起小腿筋脉迂曲扩张,增粗隆起,呈条索状,继而盘曲堆积成团高起,累累如蚯蚓聚集,范围由小渐大,形状不规则。其色青紫,按之微硬,应指波动如囊括水,触按不痛或微痛,皮肤微凉。自感小腿乃至下肢沉重酸胀,活动不便,严重者可伴小腿浮肿,久行久立后症状加重,平卧休息或过夜晨起则症状略减。有的患者,局部寒从热化,局部出现红、肿、热、痛等湿热下注之证。瘤体可因轻微损伤而溃破,破后有大量紫黑恶血流溢,不易自止。溃破后极易染毒化脓,疮口久久不能愈合,继发臁疮、湿毒。若筋瘤不彻底消除,则溃疡可时合时溃,缠绵难愈,病程常历数月、数年乃至数十年,苦不堪言。

(二)疑似病辨

1.肉瘤

痰浊胶固型筋瘤,与肉瘤有相似之处,应予鉴别。

肉瘤,《外科正宗》谓:"郁结伤脾,肌肉消薄,外邪所搏而为肿者,其自肌肉肿起,按之实软,名曰肉瘤。"可见该瘤之形成系由于脾不健运,湿痰内生,与邪气互结,郁于肌肉而成。本病好发于四肢、肩、背、腰、胁部,可单发或多发。瘤形高起,多为半球形,大小不一,小者如栗,大如覆杯,皮色如常,不疼不痒,不热不凉,生长缓慢。征象与痰浊胶固型筋瘤之不同处在于:肉瘤不生在关节处,与"筋"无关;瘤体多较大,质地较软,按之不似筋瘤之坚韧应指,即所谓"软若绵,硬似馒";可以推动,压之变形,但不会压破,针刺亦不消减;瘤内多包有脂肪而无胶状物;局部无自觉不适症状。

2.恶脉病

恶脉病,是四肢或胸胁、腹部表面筋脉突然肿起、疼痛、硬如绳索的一种病症。多由肝脾湿热郁结或肢体创伤染毒,邪毒留着筋脉,或因筋脉破伤外邪直中而引起。发病急骤,筋脉一段肿起,长可数寸,胀急疼痛;其色青紫,其旁皮红,或有瘀斑,按之脉硬如绳索,触痛明显。常伴有身热、乏力、纳呆、口苦、苔黄腻、舌质红、脉滑数等热毒症状。经适当治疗,急性期可缓解而肿消痛减,但局部筋脉硬韧如死蚯蚓,隐于皮内,可经久不消。如遇外伤,亦可溃破,流溢恶血,并可染毒成脓成疮,尤以生于小腿者更易形成慢性溃疡。

恶脉病发在小腿者,与瘀血内结型筋瘤极为相似,二者皆发于筋脉而有瘀血滞留。其区别点是:筋瘤起病缓慢,不红不热,无明显触压痛,亦无全身症状;筋脉迂曲盘聚成团,累累高起,按之应指波动。依次即可与恶脉病鉴别。即使在溃破后,询问病史,诊察局部,亦不易混淆。筋瘤之溃疡较恶脉病之疮口更为难愈。

(写于 1987 年 4 月)

七、落下颏及其与类似病症的鉴别诊断

落下颏,是下颌骨错落而致口张不能合,说话、咀嚼困难的一种疾病,即下颌关节脱臼。该病多发于中老年人,多系肝肾亏虚,肌筋弛缓无力,张口过大,或加外力损伤,或兼感风邪所致。若能及时复位、固定,预后良好,否则,可转成陈旧性或习惯性脱臼,给治疗造成困难。

早在晋代葛洪的《肘后救卒方》中即有对该病的记载,称为"颌车蹉"。《千金方》称为"颊车蹉",《华佗神方》称为"颌脱",至明代《外科正宗》始有"落下颏"之病名。《医宗金鉴》始称之为"脱臼",并对下颌关节的解剖结构、功能及脱臼的机理,作了较详细的论述,还将下颌脱臼分为单侧脱、双侧脱、习惯性脱三种。

对落下颏病,一般不易误诊,但非专科医生或临证经验不足者,需防与下颌关节劳伤证及中风口歪相混淆。

（一）本病辨析

下颏骨,亦称下颌骨,"即下牙床骨也,俗名'牙钩',……其骨尾形如钩,上控于曲颊之环"(《医宗金鉴》),钩环相嵌,构成关节。其周围有肌肉筋膜牵张、维系,方能得以运动,发挥其功能。肝肾亏虚或气血不足之人,筋骨不健,肌肉弛缓,约束力弱,是发病的主要内因。正如《外科正宗》所载:"落下颏者,气虚之故,不能收束关窍也。"张口过大,则是落下颏的直接诱因。张口过大,环、钩活动超过其正常限度,肌筋不能约束,下颏便脱向前方。故张口大笑、打哈欠、打喷嚏、恶心呕吐以及张口咬较大的食物等,最易发病。其次,如拔牙、咽喉部手术、麻醉时使用开口器等情况,同样亦可发

病。局部经络肌筋受外邪侵袭,张口活动时肌筋舒缩失灵,也可成为发病之诱因。多数为双侧脱臼。若两侧肌筋牵拉不平衡,或张口时颏部受向前的外力撞击,则可发生一侧脱臼。

发病突然,并有明确的诱因,患者往往自诉已"脱环"。双脱者,口半张不能闭合,说话不清,吞咽失灵,故流涎不止。下颌关节处疼痛。诊查可见下颏前突、下垂,而致脸颊拉长变形,表情失真;以手托下颏时,下牙前移与上牙不能相对,且有阻抗感,即今所谓"弹性固定"。触摸面颊肌肉挛突胀急,颧弓下窝饱满,耳屏前方凹陷。若为单侧脱臼,除下颏运动障碍之见证外,诊查可见一侧下颌关节完好,下颏向健侧偏歪,患侧面颊变长;上托其下颏,可见牙齿及齿缝斜错不能对应。

落下颏初发,经复位后,必须给予有效的固定,如固定不良或去固定过早,或肌筋不健、气血虚弱,或年老久病体衰,可每因张口过大下颏即脱落。反复发作,即成为习惯性脱臼。这类患者,见证与初发时相同,但局部疼痛较初发时轻。因肌肉较松弛,故复位亦较易,有时患者自己上托下颏亦可复位。故《医宗金鉴》说:"乃突滑也,无妨。"

因不能咀嚼、说话困难,落下颏患者往往紧急就医,治疗亦多及时,一般预后良好,有时可遗留下颌关节疼痛之症,多无碍。亦有个别患者,初发治不及时或治疗不当,未能复位,拖延时日,转为陈旧性,关节僵硬,咀嚼、说话不便,苦不堪言,给治疗造成困难。

(二)疑似病辨

1.下颌关节劳伤证

该病之发生,系因经常用力咬嚼硬质食物,下颌关节反复多次损伤;或齿牙不正,咬合不良,使下颌关节长期运动失调,日久则关节周围肌肉劳损、筋膜松弛、关节面磨耗、环与钩嵌合不稳,造成此病。证见:当张口过大时则下颌关节疼痛并弹响,每于用力咀嚼则痛加重。患者可诉有"脱环"之感,甚至影响咀嚼与谈笑。可发于一侧或两侧。诊查患者大张口与闭口活动时,下颏之钩活动范围较大,同时可发出"咯噔"之弹响声或"嘶嘶"之摩擦音。对此,不要误以为下颌关节习惯性脱臼。该病多发于青壮年人,病史一般较长,下颌关节虽可随口之开合而错动、弹响,但钩未脱出环,故不会产生下颏的"弹性固定",语言、表情、吞咽亦不会发生障碍,与脱臼不难鉴别。

2. 中风口歪

经脉阳气虚衰,风邪侵袭面颊;或素肝阳上亢、肝风内动,可突然出现口眼歪斜,甚至说话不清、表情障碍、口流涎水等证,颇似下颏单侧错落。但该病系因风中经络,病在表浅皮肉而不在深部肌筋与关节,口虽歪斜而下颌关节并未错落。故口之开合与咀嚼并无障碍,下颌关节不痛,口角面颊皮肉歪斜而颏骨并不偏歪,更无"弹性固定",牙齿及齿缝咬合对应而不错斜。而且中风口歪者,患侧皮肉弛缓、麻木兼睑垂流泪,而脱臼则患侧皮肉胀急,皮肤感觉正常,无睑垂流泪症状,两病不易混淆。至于风中脏腑后遗症之口眼歪斜,细询病史则足以鉴别。但亦有中风之人兼患落下颏者,除询问病史与发病原因外,从下颏有否弹性固定、牙齿齿缝是否对应以及下颌关节之外形有否异常,即可做出正确诊断。

第

四

篇

传道纪言

"传道"，即是宣传、推广中医药理论、临床医疗经验、中医药研究成果等知识。本篇选录了王老不同时间、地点在中医药学会、医院、疗养院所作的报告、讲座，共七篇文稿。这些文稿的内容，对中医的教学、医疗、科研都有一定的实用价值。

一、深入学习中医正骨古典文献，促进正骨学科的创新发展

中医正骨学科，也称"伤科"或"骨伤科"，发展历史悠久，可以说自从人类能从事生产劳动，即有了对损伤性疾病的治疗措施。文献记载，在3000多年前的周代，即有了专治骨折的医生。劳动人民在与疾病的斗争中，逐步长知识，得经验，不断总结，在春秋战国时期出现了《黄帝内经》。《内经》成了中医学的经典，为中医正骨学科奠定了理论基础。在《内经》问世之后的2000多年里，正骨学科从理论到实践，不断发展，直至成为一个具有特殊治疗技能的医学学科。至今日，正骨学科的成就，不仅在中国成为一个有专业特色的有重要影响的学科，在世界上亦受到医学界的重视。正骨科的医学成就，自隋唐以后，不断总结，出现了许多专著，供我们学习、研究和应用。一个医生，短时间内阅读那么多医籍是很难的，我今天要讲的是把正骨学科的发展成就分为几个历史阶段，扼要介绍，作为大家学习的参考。个人理论水平、实践经验有限，不可能把正骨学科发展的全貌反映出来，只为抛砖引玉。

（一）《黄帝内经》为正骨科奠定了理论基础

《内经》总结了中国古代医学的实践经验和理论知识，为正骨学科奠定了理论基础，内容极为丰富，主要从以下几个方面进行介绍：整体观念、气血经络理论和辨证施治法则。

1. 整体观念

《内经》把"人"看作自然界的一部分，"人与天地相应"，应用阴阳五行理论阐释人与自然的密切关系。人体本身亦是一个"小天地"，是完整的有机整体，皮肉筋骨、五脏六腑、气血营卫、经络血

脉、四肢百骸、五官九窍等，都密切联系在一起。人能健康长寿，必须是"五脏坚固，血脉和调，肌肉解利，皮肤致密，营卫之行，不失其常，故能长久"(《灵枢·天年》)。若一处有病，失其常度，便可影响到全身，变病丛生。《内经》在这方面的论述，内容极为丰富。在生理上，皮肉脉筋骨与五脏六腑各有所主，各有所合。肺主气，主皮毛；脾主肉，主四肢，统血，为水谷之海，气血生化之源；心主血脉，主神明，为五脏六腑之大主；肝主筋，藏血；肾主骨，藏精，肾生骨髓。五脏与六腑各有表里，密切联系，在病理上，若一处有病则互有影响，如四肢的活动功能，有赖于脾胃，《素问·太阴阳明论》曰："脾病四肢不用何也？四肢皆禀气于胃……今脾病不能为胃行其津液，四肢不能禀水谷之气，气日以衰，脉道不利，筋骨肌肉皆无气以生，故不用焉。"《内经》还专有"痹论""痿论""刺腰痛论"等篇。如常见的痹证，皮肉脉筋骨有五痹，五痹不已，可内舍于其合，导致五脏痹证，这是大家都很熟悉的。再如痿症，"筋痿"是由于肝气热，"肝气热则胆泄口苦筋膜干，筋膜干则筋急而挛，发为筋痿"；骨痿可由于肾气热，"肾气热则腰不举，骨枯而髓减，发为骨痿。"(《素问·痿论》)即使是局部外伤，也可导致内脏损伤，"有所堕坠，恶血留内，若有所大怒，气上而不下则伤肝；有所击扑，若醉入房，汗出当风则伤脾；有所用力举重，若入房过度，汗出浴水，则伤肾"(《灵枢·邪气脏腑病形》)。这些理论，都阐释了身体各部的有机联系，组成一个整体。中医正骨科所治疗的疾病，虽然多是肌肉筋骨关节的病症，但都是以《内经》的整体理论为指导的，局部的伤病，总联系着整体，正骨医生临证时，必须牢固树立"整体观念"。

2.气血经络理论

气血经络理论是中医学理论体系的重要组成部分，特别是在阐释人体生命活动的物质基础和人体生命活动能力方面，都是以气血经络理论为主体的，以此理论解释机体复杂的生命活动现象，解释多种多样的疾病之发生与病理过程，并以此为指导进行治疗。

《内经》的气血经络理论内容非常丰富,认为"人之所有者,血与气耳","气血不和百病乃变化而生"(《素问·调经论》)。气血来源于水谷,化生于脾胃,为五脏所主,肺主气,心主血,肝藏血,脾统血,肌肉筋骨关节靠气血温煦濡养,才能发挥功能,而气血作用的发挥,是由经络完成的。经络是气血运行的通道,是人体各部的联络系统,"十二经脉者,内属于脏腑,外络于肢节"(《灵枢·海论》),"十二经脉者,皆络三百六十五节"(《素问·调经论》),"人之气血精神者,所以奉生而周于性命者也;经脉者,所以行血气而营阴阳,濡筋骨利关节者也……是故血和则经脉流行,营复阴阳,筋骨劲强,关节清利矣"(《灵枢·本藏》)。这些论述,说明气血在人体的重要性,气血与经络的密切关系,以及气血经络与肢体筋骨关节活动的密切关系。气血经络理论,对正骨科疾病的病机、诊断、辨证、治疗,起着重要的指导作用。

3.辨证施治法则

《内经》总结了古代治疗疾病的实践经验,确定了治疗疾病的根本大法,如治病求本,急则治标,缓则治本,标本兼顾,谨守病机,各司其属,等等。对具体的病症,制定了不少法则,诸如寒者热之,热者寒之,坚者软之,衰者补之,强者泻之,结者散之,留者攻之,等等。这些法则,对伤科疾病的治疗,都有深刻的指导意义。

《内经》对损伤性疾病的病因、病机有不少论述,如病因有坠堕、击扑、用力举重,久行(伤筋)、久立(伤骨)、久坐(伤肉)、久视(伤血)、劳伤等。病机认为主要是伤气血,"气伤痛,形伤肿"(《素问·阴阳应象大论》),故而损伤后肿痛,伤科用之最多的行气活血、消肿止痛治法,乃渊源于《内经》。《素问·缪刺论》有这样的记载:"人有所堕坠,恶血留内,腹中满胀,不得前后,先饮利药。"仅仅21字,便说明了病因(堕坠)、病机(恶血留内)、严重病象(腹中满胀,不得前后),急则治标,"先饮利药",予以攻下通利之药。这一辨证施治、急则治标的法则,至今仍有效指导着正骨科对一些较严重创伤见"腹中满胀，大小便不通"之急证的治疗。再如，《内经》对肢体"痹证"的病因、辨证非常详尽，一直指导着正骨科的临床应用。

(二)隋唐时期总结了正骨科丰富的实践经验

秦汉至隋唐之前，中医药学有很大发展，总结出了许多经典文献，如《伤寒杂病论》《神农本草经》《难经》《脉经》等。《伤寒杂病论》完善了辨证论治体系；《神农本草经》对药学进行了系统总结，记载了专治骨折的药物。至隋唐，正骨学科的实践经验有了系统总结，最具代表性的是唐武宗会昌年间(公元 841~846 年)出现的《仙授理伤续断秘方》，相传为蔺道人撰，这是我国第一部骨伤科专著。它记载了当时治疗损伤性疾病特别是治疗骨折的丰富经验，对我国骨伤学科的发展，有重大贡献。《仙授理伤续断秘方》的学术价值，主要表现在以下几个方面。

(1)规定了治疗创伤骨折的总步骤，分 14 步，包括整复前检查、拔伸、捺正、敷药、夹缚固定、服药、按时复查等。这些治疗顺序及原则，至今大部仍在应用。

(2)对骨折与关节脱位，强调首先应仔细检查，明确诊断，分清骨折、脱位的移位方向，判断整复的难度，然后确定拔伸的方向、握持部位、用力大小等，都非常真实、恳切、实用。

(3)书中应用的手法，内容丰富，有揣摸、捻捺、拔伸、捺正、搏捺、转动、足蹬等多种，并注意施行手法的操作技巧，如"凡捺正，要时时转动使活"，即是在活动中复位，这是整复骨折、脱位极宝贵的经验，在千余年前有这样的经验真是难能可贵。还强调整复时机越早越好，"凡损伤，其初痹而不痛，应拔伸捺正"，这一原则，是现今伤科医生必须遵循的。

(4)详细论述了夹缚固定法。在长骨干部位，用小夹板固定(杉树皮)，不固定关节。对小夹板的制作、塑形、放置方法，小绳三道扎缚方法，三五日检查一次等，这些方法至今仍在应用。用杉树皮做夹板材料,是一个创造。杉树皮取材容易,质轻,弹性、韧性、可塑性都较好,至今仍有人在应用。书中特别强调,不要固定关节(关节部的骨折用绢片之类包缠),关节要时时运动,以防关节僵硬,"凡屈转,如手腕、脚凹、手指之类,要转动,用药贴,将绢片包之,后时时运动……或屈或伸,时时为之方可"。治疗骨折,小夹板固定,不固定关节,关节要时时运动的观点,与西医传统的超关节绝对固定是截然不同的,实践证明具有很高的科学性,逐步得到国内外医学界的肯定。

(5)药物治疗,自成用药体系。全书载方45首,有内服,有外用,专用于接骨的药方有18首。外用有外洗和外敷,药物偏于用热性药,多用酒服,其理论是"凡损药必热,便生血气,以接骨耳",认为热药可以"生血气",生血气便可以接骨,认识到了骨折愈合与血气的密切关系。这一观点源于《内经》:"血气者,喜温而恶寒,寒则泣不能流,温则消而去之"(《素问·调经论》),热药可促血行,消瘀血。所用热药有川乌、草乌、麻黄、桂枝、肉桂、细辛、川椒、丁香、干姜等,接骨药有乳香、没药、骨碎补、自然铜、木鳖子、无名异等。这些药物,仍为现今伤科常用药。

内服药强调分标本缓急,辨证施用,先处理急症或严重并发症,病情稳定无特殊情况后,再服接骨药。"凡损,大小便不通,未可便服损药……且服四物汤,更看如何;又服大成汤,加木通,如大小便尚未通,又加朴硝,待大小便通后,却服损药";"凡伤重,未服损药,先服气药,如匀气散之类"。这些辨证用药原则,至今仍在遵循。

(6)对开放性骨折的治疗,已很先进。开放性骨折断端复位困难时,用快刀扩大创口,将折端捺入,根据伤口情况缝合或不缝合,不缝合者,外敷药膏,然后用小夹板固定。这种"扩创术",比西方的类似方法要早千余年。

(7)整复前麻醉已开始应用。书中载麻药方两首,一方用大草乌,一方用乳香、没药、木鳖子等。或许麻药效果不一定理想,但却是正骨用麻药的开端。

(8)接骨药中用"下窟乌"的骨(烧存性),与古铜钱相配内服,这是"以骨补骨"用药思想的开端,下窟乌,一名鹠,是一种大鸟,现今配接骨丹,常配用骨类,乃此指导思想的延续。

(9)书中创用的肩关节脱位椅背复位法,至今仍有人施用;将髋关节脱位分为前脱、后脱两型,其整复方法至今仍在应用。

此外,唐《千金要方》记载的下颌关节脱位口内整复法至今仍实用。《诸病源候论》记载的开放性骨折用线缝合法,是骨折内固定的开端;还记载了开放性骨折有碎骨片感染化脓是疮口长期不愈合的原因,处理方法是"除碎骨尽疮乃愈",这比英国人的感染病灶异物清除术要早 800 多年。

(三)宋元以来正骨学科的新发展

自唐以后,宋到清近千年的时间,正骨学术有了很大发展,理论上有了新的认识;实践上,对伤科疾病的诊断、急症处理、麻醉与整复手法、固定方式方法、药物治疗等,不断积累经验,代有伤科专著问世,使伤科成为有独特医疗技能的专门学科。宋元以来,影响较大的伤科专著有:元代危亦林的《世医得效方》(1328 年),李仲南的《永类钤方》(1333 年);明代徐彦纯、刘纯的《玉机微义》(1396年),薛己的《正体类要》(1528 年),陈士铎的《辨证录》(1687 年);清代吴谦等著的《医宗金鉴·正骨心法要旨》(1742 年),胡廷光的《伤科汇纂》(1815 年),钱秀昌的《伤科补要》(1818 年),等等。这些专著,从理论到实践,各有特点,是我们骨伤科医生学习古人经验的必读文献。

宋元以来伤科学的新发展,较突出的有以下几个方面。

(1)理论上的新发展。如"整体观念、辨证施治"理论,《正体类要》就明确提出:"肢体损于外,则气血伤于内,营卫有所不贯,脏腑由之不和,岂可纯任手法而不求之脉理,审其虚实以施补泻哉",所以该书突出了对损伤的整体治疗。再如对气血理论,提出了"血"在伤病治疗中的特殊意义和作用,《玉机微义》提出:"损伤一证,专从血论,但须分其有瘀血停积与亡血过多之证。盖打扑坠堕,皮不破而肉损者,必有瘀血……有瘀血者,宜攻利之,若亡血者,宜补而行之。又察其所伤,有上下轻重浅深之异,经络气血多少之殊,唯宜逐瘀血,通经络,和血止痛,然后调气养血,补益胃气,无不效也。"陈士铎更强调化瘀血的重要性:"内治之法,必须以活血祛瘀为先,血不活则瘀不能去,瘀不去则骨不能接也。方用续骨神丹……瘀血散,新血长,骨即长合矣。"这是现今治骨折"治血为主化瘀为先"的理论依据。

(2)用中药"接骨",发展为中医治疗骨折的一大特色。上已述及,伤科治疗注重整体观念、辨证施治,调理气血、治血为主,突出活血化瘀。虽然《神农本草经》已载有接骨的药物(如续断),但直至唐代,才有了专治骨折的药方。《仙授理伤续断秘方》中,接骨方有18首。尔后的接骨方日益增多,如明代《普济方》中治损伤的药方有675首,其中接骨方有近240首;至清代,接骨方就更多了,接骨方中所用到的中药粗略统计有300多种。时至今日,治骨折要用接骨丹,已经深入人心。分析接骨丹方的组成,多以活血化瘀药为主体,配以通经活络、消肿止痛或"以骨补骨"的骨类药。临床实践证明,活血化瘀、通经活络,对于消除周身创伤反应,加速消减局部损伤病象,改善血运,具有良好效果,可促进骨折愈合,并可减少软组织粘连和关节僵硬。

(3)正骨手法屡有创新,逐步完善。宋元以后,特别是元代,由于正骨科成了独立的学科(当时的医学十三科之一),对损伤的治疗得以精益求精,创用了不少正骨手法。《世医得效方》专列"正骨金镞"一科,详细记载了手脚"六出臼,四折骨",即四肢肩肘腕髋膝踝部骨折、脱位的整复手法。危氏创用的脊柱骨折悬吊复位法,其原理一直沿用至今,比英国人达维斯的过伸复位法早600多年。

《证治准绳》更详细记载了许多整复骨折、关节脱位的手法。至清代，正骨手法更加丰富多彩，并有了系统总结。《医宗金鉴·正骨心法要旨》把正骨手法总结为摸、接、端、提、按、摩、推、拿八法，阐述非常清晰具体。《要旨》还特别强调了施行手法的重要性，对施行手法的要求、适应证、注意事项，都作了详细阐述，认为"手法者，诚正骨之首务哉"，要求手法应当达到"机触于外，巧生于内，手随心转，法从手出……法之所施，使患者不知其苦"的高超境界。晚清的其他几部专著多继《金鉴·要旨》，并各有发挥，值得我们深入学习、研究、应用。

（4）夹缚固定法不断改进、创新。唐代以后，随着医疗实践经验的不断总结，除注重手法治疗、药物治疗外，逐步认识到了外固定的重要性，固定用具、固定方式不断改进。明代王肯堂《证治准绳》治骨折，夹板固定用正副两层，正板在内用杉树皮，副板在外层用竹片。如此，加大了局部的有效固定力，克服了杉树皮固定力的不足。用竹片做夹板材料是一大改进，竹片弹性好、韧性强、易塑形、取材方便，延续至今，仍作为伤科小夹板的主要材料之一。治髌骨骨折用竹箍固定，以绳扎缚；治桡骨远端骨折的夹板固定法非常仔细，现今治疗桡骨远端伸直尺偏型骨折仍用这一方法固定。《正骨心法要旨》更进一步强调了夹缚固定的重要性："跌扑损伤，虽用手法调治，恐未尽得其宜，以致有治如未治之苦……爰因身体上下正侧之象，制器以正之，用辅手法之所不逮。"《要旨》载有多种固定用具与方法，有牛皮做的"披肩"治疗肩部损伤；用杉木做成"通木"固定脊柱；用杉木片做成"腰柱"以固定腰部；用竹条做成"竹帘"、用杉木片做成"杉篱"固定四肢骨折；用竹圈制成"抱膝"以固定髌骨骨折，等等。这些固定的原理，至今依然遵循。

小夹板固定有极大的优越性，治疗骨折局部有效固定力强；骨干骨折不固定关节，使骨折愈合快，防治关节粘连僵硬，功能恢复好。小夹板固定的优点，应大力继承与发扬。

（四）近年来正骨学术的继承与研究概况

自中华人民共和国成立至今，全国各地对发展中医事业都非常重视，继承老中医的正骨经验取得了显著成绩，许多老中医的正骨经验被编纂成书，如上海石筱山的《正骨疗法》(1959年)、北京中医研究院编杜自明的《中医正骨经验概述》(1959年)、河南郭春园的《平乐郭氏正骨法》(1959年)、李国衡撰写魏指薪的正骨经验《伤科常见疾病治疗法》(1960年)、四川张怀贤的《伤科诊疗》(1962年)、山东中医学院编的《整骨学》(1962年)与《正骨经验荟萃》(1963年)、黑龙江陈占奎的《陈氏祖传正骨手法》(1963年)、北京的《刘寿山正骨经验》(1966年)、福建的《林如高正骨经验》(1977年)，等等。这些医籍都是正骨学科的老中医继承了先人的理论和经验，结合自己的实践创造的成果，使中医正骨学术得到了发扬光大。他们的成就，值得好好学习研究。

伤科学的中西医结合，取得了重大成就。借助于现代的医学科学手段，广大医务工作者对中医传统的正骨手法、小夹板固定、中药接骨等进行研究和应用，并有专著出版，如《中西医结合治疗骨折》(1966年)、《中西医结合治疗骨与关节损伤》(1973年)等，把古老的正骨经验提高到了一个新水平。天津方先之等把正骨手法创新并归结为新"正骨八法"：手摸心会，拔伸牵引，旋转屈伸，端提挤按，摇摆触碰，按摩推拿，夹挤分骨，折顶回旋，使传统的正骨八法更加形象化，说理透彻，易于理解和掌握。对小夹板固定的一系列内容，也作了详细深入研究，证明小夹板固定治疗骨折，骨折愈合快、功能恢复好、后遗症少。这些研究，不仅发扬了古老的正骨经验，还在一定程度上改变了西医治疗骨折的传统观念，使世界认识到中医骨伤科的优势所在。

中药治疗损伤的经验，特别是"中药接骨"的研究，也取得了显著成果。通过观察接骨药内服、外用后，局部的病理变化、全身的生理生化变化，以及骨折愈合时间、骨痂数量与质量、功能恢复情况等,都显示中药对骨折愈合确有促进作用,尤其是外敷药,作用更显著。所用药物多为活血化瘀、通经活络、行血理气、补益肝肾等药。一般认为,活血化瘀药作用较著,证明中医的气血理论,肝主筋、肾主骨的认识,在骨折治疗上的科学性。但具体到哪种药或哪几种药起主要作用,还有待进一步研究。

学习古人的理论和经验,是为了现在的应用。用现代科学方法与手段,对中医学在继承的基础上进行研究,是我们应当担负起的历史使命。我们应当利用现有的工作条件或创造条件,对正骨学的理论、手法、药物等,进行学习、研究、应用,要以辩证唯物主义、历史唯物主义的观点对待"古"与"今",对前人的经验要注意鉴别,取其精华,去其糟粕,达到古为今用的目的。中国医药学是一个伟大的宝库,但宝库里也存在糟粕,如在近年出版的一些正骨学专著里,还载有用公猫眼、公猫腿、黄色蚕丝灰、粪坑里的砖瓦块配制接骨丹的,这明显是不科学的;还有用猴骨、豹骨、人的天灵盖配接骨丹的,且不说其药理作用如何,药源就是大问题。我们现在配接骨丹,常用鸡骨、狗骨、猪骨,是据古代"同气相求,以骨补骨"理论为指导的,究竟这一理论是否有其科学性,还有待进一步验证。

科学是在不断发展的,科学的发展,总是在继承前人成就的基础上,通过"实践,认识,再实践,再认识"的过程,不断前进,达到更高的水平,中医正骨学科的发展,亦是如此。

(在济宁市中医学会年会上的报告,1980年)

二、怎样书写中医病历(节选)

完整病历,是患者就医期间疾病状况的档案,是临床医生诊疗工作的全面记录和总结,是衡量医疗质量的重要标志之一。系统、完整、准确的病历记录,是重要的医疗、教学、科研资料,可从中总结成功的经验和失败的教训。病历是医学发展的重要基础资料之一,有时可作为法律依据,在现实工作中,病历是技术考核的重要内容。

(一)怎样才能写好病历

病历包含着医生的辛勤劳动,反映着医生的工作质量与水平。完成病历书写的过程,展现着医生从诊察患者到做出诊断以至处理措施的全过程。这一过程是十分复杂的,是理论联系实际的总体体现,因而医生要写好病历,应具备良好的科学素养和基本条件,主要有以下几点:

(1)坚实的医学理论基础。包括基础理论与各科临床知识,如四大经典、中医基础学、诊断学、中药学、方剂学,以及临床各科的基本知识,都应熟悉,并掌握一定的西医知识。

(2)机敏的诊察能力。包括感官的敏感性和反应能力、操作的准确性和灵活性、良好的注意力和记忆力等。这是获得感性材料的基础。

(3)良好的思维能力和正确的思维方法。思维能力低下和思维方法的错误,是造成误诊、漏诊的重要原因之一。思维能力与方法包括分析、综合、抽象、概括、判断、推理、想象力等,要在长期的学习和实践中逐渐锻炼,可直接反映在病历中。

(4)严谨的工作态度和工作作风。书写病历的过程需要:①实事求是,不能弄虚作假,自欺欺人;②踏踏实实,不能敷衍了事,华而不实;③深入细致,不能粗枝大叶;④一丝不苟,不能马马虎虎;⑤严肃认真,不能轻佻嬉笑,不负责任;⑥雷厉风行,不能拖拖拉拉,疲疲沓沓。

(5)较好的表达能力。要把欲写的内容表达出来,要求培养较好的文学素养(要学好医古文)和写作能力。

（6）要有创造力。既善于学习前人的经验，也不要拘泥；既合于正统，又要有自己的见解和创新精神。勇于实践，敢于创新，才能写出一份有特色的好病历。

（二）一份完整病历的基本要求

（1）内容系统、完整、准确，能全面客观地反映实际，以保证病历的真实性。

（2）重点突出，层次分明，观点明确，逻辑性强，结构严谨，有说服力，以保证病历的科学性。

（3）文理通顺，语言简练。既然是中医病历，就应使用中医学术语。

（4）钢笔书写，字迹清楚整洁，不应涂改或剪贴。

（5）记录及时，按要求在规定时间内完成。

要写好病历，是由多方面因素决定的。除了以上所言医生本身的因素外，环境、设备、患者合作状况等，亦有密切关系。书写病历时，应当尽力克服或排除不利因素的干扰，集中时间，集中精力，按要求在规定时间内把病历写好。

（三）抓住重点写好病历

1. 做好"四诊"工作

"四诊"即望、闻、问、切，是中医诊断疾病的主要手段，一定要按病历格式中所列顺序，在初诊时逐项认真做好。

2. 写好"辨证分析"

病历格式"四诊摘要"的下面，是"辨证分析"。

辨证分析是将四诊所得的病历资料（症状、体征），运用中医理论加以分析、综合、归纳、抽象、概括、判断，以辨明病位（肢体部位、脏腑、经络、气血等）、病机（病因、病理）、属性（八纲）、病程（六经、卫气营血、三焦、病期、病型等）、标本主次、轻重缓急、发展趋势、预后估计等，使人对该病有一概括而明确的认识。

辨证分析是医生把四诊所得的感性认识上升到理性认识过程

的集中体现。它标志着医生对疾病的认识水平和分析总结能力，是确定治疗措施的依据，是中医学"辨证施治"的精华与中心环节，应努力把"辨证分析"写好。

如何才能写好辨证分析？下面谈谈我个人常用的方法与次序，供大家参考。

（1）理论准备。复习与本病有关的基本理论，包括回忆或查阅教科书、古医著、杂志、专题报告等，作为辨证分析的理论工具。

（2）抓住主症（征），用已掌握的理论仔细思考，分析、综合、归纳，大体找出方向，划出范围，抓住纲领，理出头绪，获得一个初步印象（印象诊断），为下一步分析奠定基础。

（3）按病位、病机、属性、病程、标本主次的顺序逐层深入分析、辨证，通过比较鉴别、肯定与否定，逐步归结到自己对本病的认识上来，或充实或改变自己的初步认识，在此基础上，做出一个概括的初步结论（诊断）。

（4）然后根据本病的一般发展规律，结合自己的经验，对本病的发展趋势及预后，做出初步判断。

（5）最后，若尚有其他需要提出的问题、难点、疑点、须进一步检查或观察的事项，可扼要提出，有新的创见亦可提出，以待在尔后的诊治过程中得出结论。

"辨证分析"的书写形式可以不拘，可为短文，也可列条目（多读先贤的医案），但不论采取什么形式，一定要保证"辨证分析"的正确性。所谓"正确性"，就是指辨证是否符合实际，是否经得起实践的检验。正确的辨证合于病情，是正确治疗的根源和依据，错误的辨证则有可能直接给患者带来危害。要"保证"写出正确的辨证分析是很不容易的，取决于每种主、客观因素，如病症反应的显著性、典型性和复杂程度；设备条件的优劣；医生理论水平的高低以及实践经验的多寡、原有理论的正确性；等等。所以，"保证"二字只能是相对的。

（四）需要正确的思维方法

有了"四诊"的正确资料，能否写出正确的"辨证分析"，对疾病做出正确的诊断，医生的思维方法起着重要作用，错误的思维方法有可能导致对疾病产生错误的认识，得出错误的结论。常见的几种错误思维方法如下：

1. 思路固定

思路固定亦称"思维惯性"。在临床医生中，特别是工作年限较长的医生中，普遍存在这种情况。他们在长期的医疗实践中，逐步形成了一套比较固定的思考问题、认识分析问题的路子，形成了一个固定的程序。这种固定思路在多数情况下是正确的，但有它局限性的一面。如腰痛一症，骨伤科医生多从运动系统的疾病考虑，有其一套比较固定的思考方法；内科医生多从内科疾病考虑，亦有其一套思考方法；妇科医生则有另一套思考方法。这就难免产生误诊。我们要善于打破这种惯性思维。如何才能做到？除了努力学习各科知识外，主观上要在脑子里多问几个为什么，要善于对自己的见解提出否定，检查自己意见的正确性；要多向别人请教，遇到疑难病症多讨论，拓宽自己的思路。

2. 思路倒转

这一思维方式，主观臆断占优势，过于相信自己过去的有限经验，临证时往往根据主诉或零碎的病史，即迅速做出"印象诊断"；往往为了证明自己意见的正确而寻找证据，引经据典，搜取所需，符合者沾沾自喜，视为珍宝予以保留，不符合者视而不见，听而不闻，予以抛弃。这种思维方法，掺入了很大程度上的主观成分，在其指导下辨证，很容易出差错。年轻医生最易产生这种错误的思维方法，即所谓"初学三年，走遍天下"，产生盲目自满情绪，易造成误诊、漏诊。要改变和避免思路倒转，唯一的方法是刻苦虚心全面地学习，尤其要学习唯物主义辩证法，同时善于从失败中吸取教训。

3.思路狭窄

这一错误易产生于年轻医生或基础较差者。尽管他们的思路是正确的,但是把思路限制在了少数自己熟悉的有限病种中,当遇到复杂的临床病象时,往往以自己熟悉的病种自圆其说地进行解释和分析;或者满足于一病的正确诊断而不再作深入检查与分析;或忽略社会、环境条件对疾病的影响(如地方病、地区差异等)。这种思维方法,是造成漏诊和误诊的常见原因之一。克服思路狭窄,一般可以通过加强业务学习,扩大知识面,不断总结实践经验和教训加以解决。

4.思维停滞

此即所谓"思维懒汉"。他们满足于有限的经验,对较复杂的病例、疑难病,不分析、不研究、不探索,明知自己的认识有问题,也不想改正,而对疾病诊治丧失信心,无能为力、无所作为,甚至把困难推给别人,使自己的业务长期处于停滞不前的境地。这种状态,不可能对疾病特别是较复杂的疾病做出正确的辨证。

此外,学术上不能集思广益,不能充分发扬技术民主,低年资医生迷信权威,老资格医生妄自尊大、看不起年轻医生等,亦属不正确的思维方法范畴,都是对疾病不能做出正确全面辨证的障碍,应当克服。

(在济宁市中医学会年会上的报告,1982 年)

三、接骨药的应用

应用中药治疗骨折,是中医骨科的特色之一,骨折后服用"接骨丹",在很多地方的群众中成为固有的观念。中药对骨折的愈合是否有作用？有多大作用？作用机理是什么？这些都是值得我们关注的问题。

关于"接骨"药物的应用，已有悠久的历史，早在《神农本草经》中就记载有专治骨折的药物，如续断"治折跌，续筋骨"，这"续筋骨"就是"接骨"，使断骨接续。到了唐代，专治骨折的药物与方剂就很盛行了，蔺道人《仙授理伤续断秘方》一书中，专用于接骨的药方就有18首。宋元以后，正骨专著不断问世，"接骨丹"方亦日益增多，如明代的《普济方》就载有接骨方240余首。迄今"接骨丹"方，数不胜数，有内服，有外用，有单方，有复方、验方。我曾做过粗略统计，"接骨丹"中用到的药物，不下300种。综观应用"接骨丹"的指导思想，重点在调理气血，包括活血、化瘀、养血、补血、和血，其次是行气、消肿止痛、通经活络、补益肝肾等。近些年来，国内不少学者对接骨药的药理作用，进行了大量研究，至今尚无肯定的结论。比较一致的意见认为，活血化瘀药都有促进血液循环、增强物质代谢、促进蛋白质合成的作用，从而促进骨的生长，加速了骨折的愈合。

临床上，我们如何依据中医理论，选药、组方，制作"接骨丹"呢？总观各种"接骨丹"，主要从以下六个方面去考虑选药组方。

1. 活血化瘀消肿药

在陈士铎"内治之法，必须以活血化瘀为先，血不活则瘀不能去，瘀不去则骨不能接……瘀血散，新血生，骨即长合矣"的思想指导下，选用活血化瘀药物，组成接骨方的主体，常用药物有自然铜、血竭、乳香、没药、土元、三七、桃仁、泽兰、水蛭、虻虫、马钱子、大黄、蒲黄、五灵脂等。

2. 理气化滞止痛药

气血关系密切，气为血帅，血随气行，"气伤痛，形伤肿"，骨折发生后，局部气血两伤，肿痛并作。欲化瘀血，必须行气，欲消肿止痛，必须行气。活血化瘀药配行气止痛药，可相辅相成，互相促进，以使瘀肿疼痛尽快消退,加速骨折愈合,常用的药物有元胡、香附、郁金、枳壳、降香、丁香、茴香、陈皮、木香、麝香、樟脑、冰片等。

3. 活血通络药

活血药可使血液畅行,活血药有化瘀作用,通络药可疏通经脉,经脉畅通可为瘀血之"化"创造条件,而"瘀血化"经脉才能通,故活血化瘀、疏通经络可起协同作用。活血通络药是接骨丹组成的重要部分,这类药物用之最多,如当归、川芎、丹参、赤芍、茜草、鸡血藤、川牛膝、穿山甲、五加皮、羌独活、威灵仙、路路通、桑枝等,还有一些强力通络作用的虫类药,也常配在接骨丹中,如乌梢蛇、全蝎、地龙、白花蛇等。

4. 补肝肾药物

据中医理论,"肝主筋""肾主骨",补肝肾可以"续筋骨"。所以接骨丹方中,常配用补肝肾药物,如续断、杜仲、桑寄生、骨碎补、补骨脂、山萸肉、女贞子等。

5. "骨类"药物

"同气相求"是运用中药的指导思想之一,"以骨补骨"就是实例之一,以动物的骨骼接骨。早在唐代,就用一种大鸟的骨以接骨,尔后多种骨用在接骨方中,如虎骨、豹骨、狗骨、鸡骨、牛骨、猴骨、猪骨、猫骨等的骨骼,还有龟板、鳖甲、螃蟹、龙骨、牡蛎、鸡蛋壳等。

6. 其他药物

其他多类药物也用在接骨方中:①温经药,如川乌、草乌、附子、麻黄、细辛、桂枝、肉桂等。这类药物可促进血液运行,"血得温则行,得寒则凝",温热药有助于活血化瘀、消肿止痛;②收敛药,如五味子、五倍子、白及、甜瓜子、乌梅、石榴皮等,此类药有助于收湿消肿;③重镇安神药,如朱砂、赤石脂、琥珀、雄黄、磁石等,这类药对消除或减轻骨折后的惊悸不安、失眠、紧张、焦虑等症状具有作用;④化湿药,如苍术、白术、薏米、萆薢、泽泻、茯苓等,这类药可能有化湿、渗湿作用,从而可有助于消肿;⑤其他一些物质,如酒、醋、香油、蜂蜜、饴糖、蛋清、赤小豆、小米面等,这类物质多用于外用的接骨方中,起到赋形、消肿等作用。

在民间,还有许多用于接骨的单方、妙方、奇方,有的是药物,有的则不是药,我们应注意甄别,不要猎奇,以防发生不良后果。

这里所说的接骨方,是指的"接骨丹",不是指接骨方法,中医用于接骨的方法还很多,如热熨法、外洗法等,此不赘述。我们在配制接骨丹时,除了依据组方原理选用药物外,还应考虑以下因素:①药源,尽量不用稀缺药物如虎骨、猴骨等;②尽量不用价格昂贵的药物如麝香、牛黄等;③少用或不用剧毒药物,如内服雄黄、朱砂、马钱子、乌头等,若使用应控制在安全范围;④选药应考虑加工制作的困难程度;⑤外用的接骨丹(膏)应尽量不用对皮肤刺激性强的药物,以防皮肤发生不良反应。

(济宁市骨伤医院学术讲座,1987 年)

四、中药熏洗疗法临床应用撮要

中药熏洗疗法是将中药加水(或辅加醋、酒等)煎煮后用其药液及蒸气熏蒸、浸渍、溻敷、淋洗、沐浴肢体局部的一种治疗方法,是中医用中药治病的重要方法之一。其特点是药力可直达病所,作用快,效果好,操作简单,应用方便,适用于临床各科特别是骨伤科、外科、皮肤科、妇科、眼科等多种疾病。一些内科病亦常应用,使用得当,每有良好疗效。

(一)中药熏洗疗法用药法则

"外治之理即内治之理"(清·吴尚先《理瀹骈文》)即是说外治

法与内治法的基本原理是一样的。中药熏洗是外治法的一种,用药亦与内服药同理,应辨证施治,但偏重于局部辨证,据局部病症表现采用不同的治疗法则,选取相应的中药组方应用,即辨证立法,依法组方。临床上常用的治疗法则有如下几种:活血化瘀、舒筋通络、温经散寒、清热解毒、燥湿杀虫、排脓生肌,软坚散结、祛风止痒等。

(二)中药熏洗的常用方法

1.熏洗法(熏浴法)

煎药后先用蒸气熏再用药液洗的方法,有局部熏洗和全身沐浴两种。

(1)局部熏洗:

①四肢部位熏洗:把中药放入搪瓷洗脸盆(或不锈钢盆)内,加适量冷水(加水量一般为药物重量的5～8倍),浸泡20～30分钟,放火上加热煎煮(可加醋或酒等辅料),煮沸后再煎煮15～20分钟。取下,将熏洗肢体部位置于药盆上方(以支架或凳子支撑肢体),覆盖一油布或毛巾,用药蒸气熏蒸。待药液温度降至不会烫伤皮肤时,用干净纱布或毛巾蘸药水洗患处,水变凉后再加温,反复进行。每次熏洗40～60分钟,洗后局部擦干,每日熏洗1～2次。

②眼部熏洗:将煎好的药液倒入小桶(搪瓷桶或小木桶)内,先将眼对准桶口用药气熏,稍凉后以干净纱布蘸药液洗眼,每次20～30分钟,每日2～3次。注意煎药时将药用纱布分包成小包,以免药液中有药渣。

③会阴部熏洗:把煎好的药盆放在特制的漏洞椅下,患者坐于椅上。先用药蒸气熏,待稍凉再用纱布蘸药水洗患处。

(2)全身药浴:一般用于全身性关节痛,或全身性皮肤病。用药量比局部熏洗用量要大(一般是局部洗药的2倍)。用纱布将药物分包成数小包,放盆内加水煎煮(水量亦相应较多)。煎煮一遍将药液倒入浴盆中,兑入适量冷水,使温度适宜沐浴,即可进入浴盆(或缸)沐浴。药液变凉,再煎第二遍药液,趁热倒入浴盆中进行沐浴,浴后擦干皮肤。每日 1 次,每次 60 分钟。

2.溻渍法

多用于四肢。中药煎好后,肢体置于药盆上方,患处盖一毛巾,另用纱布或毛巾蘸药水撩在毛巾上溻渍。其优点是保持了体表与药液的密切接触,并保持较久的温度,增强了药液的渗透。实践中常将熏洗法与溻渍法结合使用。

3.浸渍法

此法多用于手足部。药液煎好后,先以药蒸气熏,稍凉不致烫伤后,将患部放入药液中浸泡。此法可使药液与皮肤密切接触,增强渗透力。药凉后反复加温,每次 40~60 分钟,每日 1~2 次。

4.淋洗法

多用于躯干部位或四肢的外科感染或创伤感染的疮口。药液煎好后,以纱布过滤,将药液装入小喷壶内,或用干净纱布蘸药液连续淋洗患处,淋洗时可用镊子夹消毒棉球擦拭疮口。淋洗结束后,擦干皮肤或再盖敷料包扎。每日 1 次,每次 20~30 分钟。

(三)熏洗疗法的适应证及禁忌证

熏洗疗法适应证广泛。内、外、骨伤、妇、儿、眼、皮肤、痔瘘等多种疾病都可选用(详见各主治项)。

禁忌证:①急性传染病忌用;②患严重疾病如心脏病、高血压等慎用;③身体极度虚弱者慎用;④饥饿、过饱或过度疲劳者忌用;⑤妇女孕期、月经期不宜熏洗阴部;⑥其他情况有可能因熏洗而有不良影响者忌用(如骨折的移位、皮肤感觉障碍等);⑦精神病发作期忌用。

(四)熏洗疗法注意事项

(1)体位应舒适。既便于熏洗又防疲劳,必要时由他人协助。

(2)熏洗处所应避风,以免药液迅速变凉或局部感受风寒。

(3)避免烫伤皮肤。要使皮肤对药液温度逐渐适应,创口淋洗时尤须注意勿伤肉芽。

（4）熏洗结束，局部应擦干，覆以衣物，避免受凉。

（五）熏洗时常见的意外情况及处理

由于患者体质、病情不同，以及环境的影响或药物的作用，少数患者可能在熏洗过程中出现意外情况，应恰当处理。常见的有：

（1）异味反应。患者不耐受药物的气味，熏洗过程中出现干哕、头晕、胸闷等不适症状，可暂停熏洗，稍候待药液减温、蒸气减少后再洗，并尽量避免直接吸入药蒸气。

（2）局部痒疹。中药成分复杂，有的患者受到药物某些成分的刺激，熏洗过后皮肤作痒，或起红色丘疹。可暂停熏洗，局部可涂擦氟轻松软膏。痒疹消退后可再洗，如仍起痒疹，应更换药物或改用他法治疗。

（3）过敏反应。个别患者对某种药物过敏，洗后短时间内出现皮红、瘙痒，过数小时或一二日，皮肤丘疹，形成水疱甚至糜烂，溃破流水。有的患者熏洗时周身起风团，甚至有胸闷，面目浮肿等全身反应，应立即停止熏洗，可予脱敏药物治疗，局部用脱敏药膏涂擦，有疮口者，即予换药、清洗。

（4）中毒反应。很少发生，可发生在全身药浴时。多因处方中有毒性大的药物如川乌、草乌等，药液浓度偏大或温度过高，药浴时间过长等情况。患者出现头晕、胸闷、口干等反应，应停止熏洗，喝些温开水或热茶，即可很快缓解。

（六）常用的治疗法则及处方

笔者经过 30 多年的临床应用和不断总结，确立了熏洗疗法的如下治疗法则，并自拟系列洗方，介绍如下。

1.活血化瘀法（用化瘀洗方）

组成：刘寄奴 30 g，苏木 50 g，仙鹤草 30 g，红花 20 g，赤芍 30 g，川椒 20 g，透骨草 20 g，艾叶 20 g，朴硝 20 g。

功效：活血化瘀，消肿止痛。

主治：凡局部瘀血肿胀疼痛的病症均可应用，如损伤早期瘀肿疼痛、血瘀型关节炎、栓塞性静脉炎等。

2.舒筋通络法（舒筋洗方）

组成：灵仙 30 g，五加皮 30 g，羌活 20 g，独活 20 g，红花 20 g，川芎 20 g，鸡血藤 30 g，透骨草 20 g，伸筋草 30 g，川椒 20 g。

功效：舒筋通络，活血除痹。

主治：陈旧性损伤，关节活动不利（伤筋、骨折、脱臼），关节肌肉韧带劳损，关节炎（筋络不舒型），骨关节手术后遗症等。

3.温经散寒法（温经洗方）

组成：川乌 30 g，草乌 30 g，桂枝 30 g，细辛 20 g，川椒 20 g，艾叶 20 g，川芎 20 g，红花 20 g，白芷 20 g，透骨草 20 g。

功效：温经散寒，通络止痛。

主治：陈旧损伤，劳损日久遇寒痛重，关节痛痹证（风湿、类风湿、骨关节炎等），脉管炎（阴寒型），肢端动脉痉挛症等。

4.软坚散结法（化坚洗方）

组成：灵仙 40 g，乌梅 30 g，三棱 30 g，莪术 20 g，皂角刺 30 g，刘寄奴 30 g，红花 20 g，木瓜 20 g，透骨草 20 g，伸筋草 20 g。

功效：软坚散结，舒筋通络。

主治：陈伤关节粘连，增生性关节病，创伤性关节炎，跟骨刺，骨关节手术后软组织粘连，腱鞘炎，骨化性肌炎，关节畸形僵硬等。

5.清热解毒法（解毒洗方）

组成：大黄 40 g，黄柏 30 g，黄芩 30 g，忍冬藤 50 g，板蓝根 30 g，地榆 30 g，赤芍 30 g，朴硝 20 g。

功效：清热解毒，凉血消肿。

主治：外伤瘀血化热以及外科感染局部红肿热痛，丹毒，痛风，风湿性关节炎（热毒型）等。

6.祛腐敛疮法（祛腐生肌洗方）

组成：黄柏 30 g，白蔹 30 g，白芷 30 g，地骨皮 30 g，当归 30 g，

商陆 20 g，地榆 30 g，五倍子 20 g，硼砂 20 g。或用：黄柏 50 g，五倍子 30 g，硼砂 20 g，艾叶 20 g。

功效：解毒祛腐，敛疮生肌。

主治：体表外科感染腐溃、脓水淋漓，或体表溃疡、久不收口，化脓性皮肤病等。

7. 燥湿杀虫法（湿毒洗方）

组成：苦参 30 g，黄柏 30 g，苍术 30 g，苦楝皮 30 g，白藓皮 30 g，百部 20 g，蛇床子 20 g，川椒 20 g，明矾 20 g。

功效：燥湿，解毒，杀虫。

主治：体表湿疮，湿疹，阴部湿痒，手足湿癣等。

8. 祛风消痔（消痔洗方）

组成：荆芥 20 g，防风 20 g，黄柏 30 g，地榆 30 g，槐角 30 g，川椒 20 g，透骨草 20 g，枳壳 30 g，枯矾 20 g。

功效：祛风，凉血，消痔。

主治：内、外痔疮，疼痛便血。

9. 其他（介绍几种常用洗方）

（1）目赤肿痛洗方：桑叶 30 g，野菊花 30 g，薄荷 30 g，硼砂 20 g（前三味布包煎）。

（2）固脱方：治子宫脱垂、直肠脱垂。

乌梅 30 g，五倍子 20 g，石榴皮 30 g，枳壳 30 g，明矾 20 g。

（3）治小儿久泻方：茜草藤 60 g，煎水浴足，每晚一次。

（4）治冻疮洗方：紫茄子根 60 g，干辣椒 10 g，川椒 20 g，艾叶 20 g。

（济宁市交通医院学术报告，1996 年）

五、常见腰痛证治琐谈

腰痛是一个症状,以腰痛为主症的疾病不下数十种,见之于骨伤、内、外、妇各科。由于腰痛的原因相当复杂,诊断不易明确,故治疗效果往往不能令人十分满意,临床工作中"患者腰痛,医生头痛"的状况依然不同程度存在着。

中医学文献对腰痛的记载,内容非常丰富。早在《黄帝内经》中即有论腰痛专篇,认为腰痛与脏腑、经络有密切关系。脏腑方面主要责之于肾,肾虚、肾气热、肾胀、肾高、肾下、肾大、肾偏倾等,都是腰痛之源。经络方面,认为足三阴三阳经脉病均可使人腰痛,病机有经络受邪、经络厥逆、经络虚、经络热、经络损伤淤血等。《黄帝内经》"腰为肾之府"的理论,对后世影响特大。张仲景认为腰痛有肾虚、肾著、肾水的不同。《华氏中藏经》有肾风、肾积寒致腰痛的论述。《巢氏病源》专列腰痛候篇,对腰痛的病因病机、临床表现等,论述甚详,认为"肾主腰脚",腰痛主要为"肾虚受邪"所致。此外,还提出了扭伤、久卧伤气、血痹、强努、笑多、妇人带下、妊娠、产后、各种瘕病等,都可发生腰痛,并按病程分为"卒腰痛"与"久腰痛",是古代医家对腰痛症认识的总结。尔后的诸代医家对腰痛的认识均未超出此范围。明代温补学派兴起,认为"腰痛之虚症,十居八九"(张景岳),对后世医家影响很大,至今仍有不少医生拘泥于"肾虚"之说,不能不说是一种偏见。

由于历史条件的限制,以及中医学思维方法的特点,对于腰部形体结构(肌、筋骨、关节、神经等)病变所引起的腰痛,认识不足。虽然亦曾认识到"腰脊者,一身之大关节也"(《灵枢》),"腰者,一身之要也,屈伸俯仰无不由之"(尤在泾),但都对腰部组织结构疾病以及腰部运动所造成的腰痛症缺乏深入的研究。

中华人民共和国成立后的中医政策提倡中西医结合,对腰痛的认识有了新的发展,治疗上采取"辨证施治"与"辨病施治"相结合的方法,使疗效有很大提高,实践证明,中西医结合治疗腰痛,是目前较好的方法。本文试以"辨证施治"为主,结合"辨病施治"谈谈对骨伤科常见腰痛的治疗,重点在辨证分型与辨病相结合方面的中药治疗。

(一)气滞型

1.病因病机

劳动或运动时,姿势不正而轻度扭闪,或咳嗽、喷嚏、弯腰拾物、洗脸、扫地、嬉笑等,动作失调,突然发生气机逆乱,导致腰部经络筋脉气机郁滞、血行不利而发腰痛,俗所谓"闪腰岔气"或称"气滞腰痛"。

2.辨证

伤力轻微,腰痛突然发作,疼痛剧烈,或伤逾时痛,逐渐加重。刺痛或胀痛,范围大小不定,有时连胁肋胯腿窜痛,俯仰转侧不利,甚至微小动作如咳嗽、深呼吸等,亦可使痛加剧,因而惧怕别人搬动。检查:腰部主动与被动活动均受限制。腰肌痉挛、两侧不对称,甚至发生腰椎侧弯,压痛部位较深,甚至用拳重叩方觉深部痛重,压痛范围可大可小或按之有放射痛,脉象多弦紧。

此类腰痛,一般多诊断为急性腰扭伤,可属于下列疾病范围:①腰骶后关节功能紊乱;②腰骶后关节滑膜嵌顿;③腰部深层韧带或小肌肉拉伤;④急性腰椎间盘突出症;⑤腰骶部先天畸形或腰椎骨质增生因扭伤而发生短时性神经激惹、肌肉痉挛症状。这些疾病通过特征性查体或辅助检查可明确诊断,限于篇幅,此不作详述。

3.治疗

(1)内治:理气活血止痛,理气汤加减内服。

理气汤(自拟方):柴胡 9 g,郁金 9 g,元胡 9 g,青皮 9 g,川羌 9 g,细辛 3 g,归尾 15 g,川芎 9 g,红花 9 g,或加桃仁 12 g,甘草 6 g。水煎二次分服,每日 1 剂。

中成药可用元胡止痛片等。

(2)外治:

①按摩、斜扳、牵抖手法,用于腰骶后关节功能紊乱、后关节滑膜嵌顿,效果极佳。

②腰椎间盘突出症,可用牵拉颤腰复位法治疗,术后卧床休息 7～10 天;或床上持续牵引。

③对腰椎增生、腰骶部畸形急性症状发作者,除休息、服药外,可用针刺、理疗、拔火罐等,一般均可在 1 周内缓解症状,但不宜用重手法推拿。

④压痛点用 1%～2% 普鲁卡因局部封闭,每可缓解症状,但必须注射部位准确。

⑤其他:攀高悬垂法、旋转扳拿法、耳针疗法、硼砂点眼等,都可试用。

(二)血瘀型

1.病因病机

跌扑砸压碰撞,直接或间接外力损伤腰部筋骨关节,脉络受伤,血溢脉外,瘀血内停,经脉郁阻,气血两伤,不通则痛。

2.辨证

受伤立即发病,腰痛剧烈,痛如锥刺,疼痛部位固定,范围局限或连胯及下肢痛、麻,不能转侧俯仰,伤骨者腰椎可丧失支撑能力。气血伤重者,常可致脏腑气机逆乱,正所谓"肢体损于外,则气血伤于内,营卫有所不贯,脏腑由之不和"(《正体类要》序),出现饮食不下,脘腹胀满疼痛,大便秘结,小便艰涩,精神烦乱,夜寐不安等症。

检查:腰部主动与被动活动受限,筋肉拘挛或有肿胀瘀斑,压痛剧烈而拒按。腰骨伤者,骨突处有叩击痛,甚则有腰椎畸形。

此型腰痛,常见于腰部软组织挫伤,肌肉韧带捩伤,腰椎间盘突出症,腰椎单纯压缩骨折等。一般病情都较急重,应借助辅助检查以明确伤情(排除骨折脱位)。

3.治疗

(1)急症处理:首先应明确病情轻重,如有外伤重症,应首先处理,病情稳定后应卧硬板床,一般不要轻易搬动,以免加重病情。

(2)内治:活血化瘀,行气止痛,化瘀止痛汤加减。

化瘀止痛汤(自拟方):当归 12 g,川芎 12 g,刘寄奴 12 g,没药 9 g,乳香 9 g,三七 9 g,元胡 g,青皮 9 g,香附 12 g,甘草 6 g,水煎服,每日 1 剂。

中成药可服七厘散或三七伤药片。或内服三七粉、元胡粉各 1.5 g,每日 3 次。

若肠胃气滞,腹胀腹痛、大便不通者,应谨遵"人有所堕坠,恶血留内,腹中满胀,不得前后,先饮利药"(《素问·缪刺论》),先予通利,可煎服《金匮》下瘀血汤(大黄、桃仁、䗪虫)加枳实、木香,重者可用下瘀血汤合大承气汤煎服,以通为度。

(3)外治:

①局部瘀肿者,外敷散瘀止痛膏,或活血膏(活血膏方,略)。

散瘀止痛膏(自拟方):血竭 20 g,儿茶 10 g,乳香 10 g,没药 10 g,元胡 15 g,川椒 15 g,细辛 10 g,地龙 20 g,冰片 1.5 g。共研细末,蜜调为稠糊,摊布上,敷患处,绷带包扎,三日一换。

②如有骨折,应按不同部位的骨折治法处理。

③局部用1%普鲁卡因 5～10 mL 封闭,可暂时缓解疼痛。

④如为腰椎间盘突出症,可用牵引推扳疗法,或牵拉颤腰复位法。除此之外,一般均不应施用推拿疗法。

忌用拔罐及局部灸法。

（三）营血不和型

1.病因病机

一次或反复多次的腰部活动过度,如弯腰劳动为时过久,运动员做腰部训练过度或素无锻炼而偶参加一般劳动等,腰部筋肉过度疲劳,经脉气血流行不畅,二者互为因果,而致腰部筋肉骨节营卫气血失和而瘀滞,活动不利而拘急,发为腰痛。

2.辨证

有急性劳累史,当即发病或逾时而发,腰部钝痛,酸胀不适,俯仰转侧不利,但稍做运动或自行按摩拍打即疼痛减轻;重者可有周身乏力,烦乱不安或有低烧、厌食、难寐等症。检查:腰部活动迟滞,筋肉拘挛,甚则胀急变形,侧弯或后突,按之酸胀疼痛,范围广泛,但无放射痛,重者腰部板硬,主动与被动活动均受限制。苔多厚腻,舌有瘀斑,脉弦滑或弦紧。

此型一般属于急性腰肌劳损、急性腰背肌纤维炎、腰背肌筋膜炎以及腰骶部发育畸形,或腰椎退行性变等因劳累而诱发腰痛。

3.治疗

（1）内治:和营顺筋,通络止痛。和营顺筋汤加减。

和营顺筋汤（自拟方）:当归15 g,川芎9 g,丹参20 g,赤芍15 g,桂枝9 g,葛根9 g,灵仙12 g,川羌9 g,郁金9 g,甘草6 g。水煎服。

（2）外治:

①推拿按摩有良好疗效。腰椎增生严重者,注意勿用重手法。

②拔火罐、理疗（红外线、电兴奋、神灯、音频、频谱等）均可较快缓解肌肉痉挛而止痛。

③热水浴或药浴,或中药离子透入。

④既要适当休息,又要适当运动,不宜严格卧床,以防气血结聚转为慢性腰痛。

（四）气血结聚型

1.病因病机

腰部劳损、气滞血瘀或急性损伤、营血不和；治疗失时或处理不当，迁延日久气血结聚不散，滞留于腰部筋骨关节间，而致肌筋拘急不舒，挛结膨胀变硬，骨节运动涩滞，使腰部屈伸俯仰转侧不利，腰痛缠绵难愈。

2.辨证

有腰部急性损伤或劳损史，或不能明确原因。腰痛日久，时轻时重，反复发作，适当运动则疼痛稍减，过度劳累痛又加重或晨起痛重或夜卧痛增，腰痛酸楚而胀，牵掣拘急不舒，虽一般无妨饮食，二便如常，却影响劳动与生活。检查：腰活动范围减小，腰筋板硬，紧如绳索或有硬结，按痛明显，按后反觉舒适，舌脉多如常人，或苔厚腻，或舌有瘀斑。

此型多见于陈旧性腰部损伤（伤筋或伤骨），慢性腰肌劳损，腰背肌纤维炎，增生性脊柱炎，腰骶部发育畸形，两下肢不等长，婴儿瘫后遗症，扁平足，马蹄足，职业性劳损等。

3.治疗

（1）内治：活血通络，舒筋散结，活血散结汤加减。

活血散结汤（自拟方）：当归 12 g，丹参 15 g，鸡血藤 15 g，莪术 9 g，灵仙 15 g，山甲 9 g，川芎 9 g，木瓜 9 g，伸筋草 15 g，甘草 6 g。水煎分服。

中成药可用舒筋活血片、伸筋丹、通痹片等。

（2）外治：

①推拿按摩多能获效，但需较长时间多次治疗。

②针灸、理疗、拔火罐、贴膏药（狗皮膏、镇江膏等）可作为辅助疗法。

③适当体育锻炼，但不宜过量。

④对因治疗，如职业性劳损，腰椎或下肢畸形等，应区分病情，

专病专治,尽力解决。

⑤腰肌拘挛较重者,可做床上持续牵引以缓解。

(五)寒湿凝结型

1.病因病机

汗出当风,或冒雨、涉水,或露卧湿地,或过劳感寒,或长期工作、居留于湿冷环境中,风寒湿邪客于腰背筋肉、骨节、经脉,留滞不散,湿滞寒凝而致气血流行不畅,经络痹阻不通,不通则痛。

2.辨证

有感受风寒湿病史,腰痛突发或缓发,冷痛重著,筋肉拘急不舒,喜温恶寒,遇寒痛重,得温稍减,阴雨、天凉腰痛骤剧,天气变化常有预感,腰痛或连脊背、或连两胯,肢节串痛,症状时轻时重,反复发作,影响工作与生活,甚则失去活动能力。检查:腰脊筋肉板紧,触之胀急,按压酸楚胀痛,范围较大,部位亦深,腰部活动(主动与被动)均有不同程度的限制,寒凝骨节者可有腰椎强硬,活动不能。苔白或白腻,脉弦紧或沉迟。

此型腰痛,多属于风湿性及类风湿性脊椎炎,强直性脊椎炎,部分增生性脊椎炎,腰背肌纤维炎,风湿性肌疼症等。

3.治疗

(1)内治:散寒除湿,活血通络,乌头二活汤加减。

乌头二活汤(自拟方):草乌9g,羌活g,独活9g,苍术9g,桂枝9g,狗脊12g,灵仙12g,当归15g,泽兰12g,川芎6g。水煎服,每日1剂。

中成药可配用小活络丹等。

(2)外治:

①针灸、红外线、热熨(坎离砂、热敷灵、炒盐、炒麸等)、热水浴、药浴等均有较好疗效。

②外贴祛寒膏、狗皮膏、麝香回阳膏等。

③病不在骨节者可用按摩疗法。

（六）湿热壅滞型

1. 病因病机

膏粱厚味或嗜酒过度，或失于运动，形体肥胖而致湿热内生；或先感寒湿，郁久化热；或过服温热、补益之药饵，湿热内蕴、湿热壅滞、阻遏经络，经气流行不畅，腰间肌筋滞胀不舒，久之发为腰痛。

2. 辨证

腰痛多缓发或突发，多为隐痛日久而突然加剧，腰痛胀坠或连两胯及下肢沉重胀痛，酸楚不适，活动迟滞，步履重著，喜凉恶热，一切热疗法均感不适，甚或使疼痛加重，气热口臭，小便短赤，大便垢浊或便干不畅。检查：形体多胖，腰活动范围减小，腰筋触之厚韧，按痛广泛，部位较深，重按始觉酸胀钝痛，舌红质胖，苔厚腻黄，脉滑数或弦滑数。

此型腰痛多见于：增生性脊椎炎，风湿性脊椎炎，腰椎间盘损害并腰椎失稳，腰椎峡部不连或腰椎滑脱，腰肌劳损，妇科炎症、肿瘤等。

3. 治疗

（1）内治：清热除湿通痹，除湿通痹汤加减。

除湿通痹汤（自拟方）：苍术 9 g，黄柏 9 g，薏米 30 g，萆薢12 g，豨莶草 12 g，赤芍 15 g，泽兰 12 g，忍冬藤 30 g，防己 9 g，地龙 9 g，路路通 9 g。水煎服，每日 1 剂。

（2）外治：

①适当的体育锻炼（痛重时除外）。

②腰椎有骨关节病者，运动锻炼与固定相结合（佩戴腰围），或手术治疗。

③疼痛较重、活动困难、腰肌痉挛重者，可做床上持续牵引以缓解疼痛。

此型腰痛除腰肌劳损者外，一般都不适于用推拿按摩治疗。

（七）肾元亏虚型

1. 病因病机

素体禀赋不足，或久病体虚，或房劳过度，或年老体衰，或劳伤过极，肾元亏损。"腰为肾之府，转摇不能，肾将惫矣。"（《内经》）肾中阳气虚弱则不能温煦，阴精亏损则不能滋养，腰部骨节失养则"骨枯而髓减"。肾精亏往往肝阴亦虚，肝主筋，筋失养则萎软无力。"腰者，一身之要，屈伸俯仰无不由之"（尤在泾），腰部筋骨不健，不耐劳作与运动，久则劳伤，气血流行不畅，经络不通，"不通则痛"，出现临床上的虚中有实征象。

2. 辨证

病程日久，体质较弱，腰痛隐隐，酸楚无力，不耐劳动，不耐久坐久立，肾阳虚者兼见腰脊骨节冷痛，喜温畏寒，手足不温，面色㿠白，小便清长，舌淡苔白，脉沉细迟。肾阴虚者兼见腰脊僵硬疼痛，转摇困难，口干咽燥，心烦失眠，头晕眼花，耳鸣耳聋，或遗精盗汗，面色潮红，小便短少，舌红少苔，脉细数。检查：可见腰部活动有不同程度受限，主动伸腰无力，腰部肌筋薄弱，按痛轻微，可触及压痛明显的细小条索或小硬结，或腰椎变形。

此型腰痛可见于无力型体质的中老年人腰部肌肉慢性劳损，瘦弱型老年性腰椎增生症，类风湿性脊椎炎及强直性脊椎炎的中晚期患者，长期服用激素、消炎止痛类药物所致的骨质疏松症。

3. 治疗

（1）内治：以补益肝肾，强壮筋骨，养血活血为主，可用补肾活血汤加减。

补肾活血汤（《伤科大成》）：熟地18 g，山萸肉9 g，枸杞子12 g，肉苁蓉9 g，菟丝子15 g，补骨脂12 g，杜仲15 g，归尾12 g，没药9 g，红花9 g，独活9 g。水煎服，每日1剂。

肾阳虚者酌加肉桂、附子、鹿角、淫羊藿等。

肾阴虚者酌加女贞子、龟板、黄精、黄柏、首乌等。

肝肾两亏、腰酸腿软无力者,可酌加续断、寄生、怀膝、狗脊等。中成药可选用地黄丸类、壮腰健肾丸等、

(2)外治:

①适当参加体育锻炼以增强体质。

②理疗热熨法可暂缓症状。

③其他强壮疗法如营养、气功等。

④轻手法按摩对劳损者有益,但忌用大力推拿。

⑤参考专病专治法。

(八)气血两虚型

1.病因病机

久病气血耗伤或劳伤气耗,或痔瘘便血、妇女崩漏下血、产后血虚、血伤及气,或脾胃虚弱,气血乏源,气虚则不能帅血以运营,血少则经络不充而行涩,腰部筋肉关节失于气血濡养则萎软无力,不能维持腰部的正常功能,日久产生劳损,发生腰痛。

2.辨证

有慢性气血耗伤病史或素体虚弱。腰痛发病缓慢,时轻时重,腰痛绵绵,身体倦怠,无力以动,动辄喘乏,不耐劳作,稍累则腰部疲软酸胀疼痛,休息则症减。饮食减少,大便不调,面色萎黄,舌淡胖嫩,脉细弱。检查:腰部筋肉软弱,压痛轻微,范围散漫,可有细小条索或筋结,按之酸胀但喜按,骨节无强硬,活动范围不受限制。

此型腰痛可见于久病体虚,产后气血未复,脱力劳伤,营养不良,贫血等多种病症,多属虚弱性腰肌劳损范围。

3.治疗

(1)积极治疗原发病如脾胃病、痔瘘、崩漏、营养不良等。

(2)内治以补养气血、健运脾胃为主,八珍汤加减。

八珍汤(《正体类要》):当归、川芎、熟地、白芍、人参(党参)、白术、茯苓、甘草,常用量。水煎服,每日1剂。

气虚重,加黄芪;血虚重,加阿胶;偏寒者,加肉桂、干姜、附子;

偏热者,改生地、赤芍、西洋参。适当加入利气止痛、强壮筋骨药,如香附、元胡、续断、寄生等。

(3)适当进行体育锻炼以及床上锻炼腰背肌力。

(4)理疗、熨疗、轻手法按摩可有助于减缓疼痛。

(济宁市任城区中医学会年会报告,1990 年;

济宁市金乡县中医学会年会报告,1993 年)

六、关于整骨麻药的应用

古人治疗损伤性疾病的疼痛,一直在寻求麻醉法。最早的麻醉剂可能始于酒(公元前 2000 多年的夏代即有酿酒业),因为酒可以使人"醉不知人"。史载扁鹊曾给人饮用"毒酒"而使人"迷死三日",从而予以"剖胃探心",这种毒酒,很可能是在酒中加入了某些"毒药"制成。《神农本草经》记载了羊踯躅、附子的麻醉止痛作用。有历史记载的最早使用全身麻醉法的是汉代的华佗。从范晔的《华佗传》可以看出,华佗的外科手术技术是很高明的,在手术前"乃令先以酒服麻沸散,既醉无所觉……。"麻沸散的药方早已失传,据张骥《华佗传补注》记载:"世传华佗麻沸散,用羊踯躅三钱,茉莉花根一钱,当归一两,菖蒲三分,水煎服一碗",《华佗神医秘传》亦载有此方(见《中医辞典》)。这是否是麻沸散的原方,难以考证,但华佗用中药复方麻醉,已似无疑义。

隋唐时期,中药麻醉已用于正骨。《仙授理伤续断秘方》载有麻药方二首,一方用草乌一味,研末酒服;另方用乳香、没药、木鳖子等七味煎服,主张正复骨折、脱臼前先麻醉,后正复,用生姜作催醒剂。宋代始用曼陀罗花(洋金花)作麻醉药,宋代窦材《扁鹊心书》(1146年)载"睡圣散",即用此药研末服用。元代危亦林《世医得效方》用"草乌散"作全身麻醉剂(川乌、草乌等十三味),若麻醉深度不够时,加用曼陀罗花及草乌五钱,酒调服,可见曼陀罗花、草乌有较强的麻醉作用。日本医圣华冈青州1805年用曼陀罗花做全麻手术,一时传为佳话,其实比窦材晚600多年。书载麻药羊踯躅(闹羊花)、曼陀罗花(洋金花)、乌头为最常用而效著者。明清期间,麻醉术一直应用于正骨科及外科手术,不但内服,还发展到外用于局麻,《华佗神医秘传》载有外敷麻药方(川乌、草乌、胡椒、蟾酥、生半夏、生南星、细辛)用烧酒调敷,用于脓肿切开等。

近代以来,有人对中药麻醉进行了从种类到剂型上的研究,所用药物主要为洋金花、草乌等,剂型有口服、肌注、静注、灌肠等,虽然存在种种问题,但仍是继承和发掘祖国医学遗产的重要成果。

(济宁市骨伤医院学术讲座,1987年)

七、中药治疗创伤骨折的常用法则与方药

中医治疗创伤性骨折,要掌握四个主要环节:及时且良好的正骨复位,妥善的夹缚固定,积极合理的功能锻炼,中药辨证施治。我们今天要讲的是第四个环节中药辨证施治。

辨证施用中药,一般是按骨折临床过程的不同阶段确定治疗法则,选用中药内服外用。常用的治疗法则有:①活血化瘀,消肿止痛;②攻下逐瘀;③化瘀清热;④接骨续筋;⑤舒筋通络;⑥培补肝肾,强筋壮骨;⑦健运脾胃,益气养血。但中医强调用药应"辨证施治",明代薛己的《正体类要》说"肢体损于外,则气血伤于内,营卫有所不贯,脏腑由之不和,岂可纯任手法而不求之脉理,审其虚

实以施补泻哉"，说出了治疗损伤（骨折）必须"辨证施治"的道理。下面简要介绍这些治疗法则的适应病与常用方药。

（一）活血化瘀

骨折初期，伤处血络破伤，血液溢于局部（开放性骨折例外），形成瘀血肿块，气血郁滞不行，出现肿胀疼痛，药物治疗必须以活血化瘀为先，"血不活则瘀不能去，瘀不去则骨不能接"（清·陈士铎《石室秘录》）。活血化瘀常用方药：

1. 内服

（1）汤剂：复元活血汤加减（原方载于李杲《医学发明》），归尾，桃仁，红花，大黄，山甲，柴胡花粉，甘草，可以随症加减。

（2）成药可用七厘散（原方载于《良方集腋》），血竭，乳香，没药，儿茶，红花，麝香，冰片，朱砂，按说明服用。

2. 外用

活血膏外敷，活血膏为自拟方，组成：血竭，乳香，没药，儿茶，土元，地龙，急性子，白及，元胡，川椒，细辛，公丁香，花粉，赤小豆，生大黄，明矾，樟脑，冰片，肉桂，诸药研细末混匀，蜜调外敷。无移位骨折或骨折端整复固定后较稳定的骨折而瘀肿较重者，均可应用，但应注意以不影响骨折断端的稳定为原则。

（二）攻下逐瘀

此法亦称"攻里通下法"，是骨折发生后常用的治法之一。骨折后因局部瘀血，经络气血不通，导致脏腑气机郁滞，症见腹胀、腹痛、大便不通，最常见于骨盆、胸腰椎、股骨上端骨折者。药用以汤剂为主，常用方桃红承气汤（《伤寒论》），大黄，芒硝，桃仁，桂枝，甘草；或用大成汤（《理伤续断方》），大黄，芒硝，枳壳，厚朴，当归，苏木，红花，陈皮，木通，甘草，随症加减，以达到腑气畅通，腹胀腹痛消失为要。

（三）化瘀清热

骨折早期，局部淤血肿胀，若见局部红、热、痛，常伴有全身发热（一般体温不高于38℃），称为淤血发热，用药必须化瘀清热兼施,以防酿脓。

1. 内服

常以清心药加减,清心药方(明·王肯堂《证治准绳》):四物汤加桃仁,丹皮,栀子,黄芩,黄连,连翘,甘草,热重者可加蒲公英,地丁,忍冬藤等。

2. 外用

可外敷黄龙膏(自拟方):生大黄 30 g,黄柏 30 g,地龙 50 g,冰片 15 g,研细末,蜂蜜或银花露调敷。

(四)接骨续筋

创伤骨折若复位良好,固定可靠,局部瘀肿基本消退,按传统即可服用"接骨丹"以"补骨生新,接骨续筋",一般用内服,有时可外用。关于接骨药物的应用这里多说几句。

治骨折用接骨药,是中医治骨折的特色之一,积累了丰富的经验,接骨方剂数不胜数,"接骨丹"的用药已达三四百种。综观"接骨丹"的药物组成,大体有以下几部分:一是活血化瘀药,即所谓"血不活则瘀不能去,瘀不去则骨不能接";二是行气止痛药,因"气为血帅,血随气行",气血通畅则可加速骨折症状的消失,促进骨折愈合;三是"以骨补骨",取其"同气相求"之意,配制接骨丹常选动物骨类药物;四是常选用单方、验方,如自然铜、土元、螃蟹、五加皮等。下面是我们常用的"接骨丹"方:

1. 内服接骨丹

一方:土元,血竭,三七,骨碎补,龟板,鹿角,元胡,香附;另方:煅自然铜,无名异,土元,山甲,刘寄奴,马钱子,骨碎补,地龙,冰片,鸡腿骨,麻黄。将药物制成丸、散或片服用。

2. 外敷接骨膏

煅自然铜,五倍子,乳香,山药,土元,地龙,公丁香,麻黄,川椒,花粉,赤小豆,冰片。各药研细,蜜调外敷。

此外,山东省中医院老中医曾有"外敷接骨丹"一方:煅自然铜,乳香,没药,五倍子,人中白,血竭(用量略)。诸药研细,加适量醋,铜锅熬,摊贴(具体方法略)。

（五)舒筋通络

骨折达临床愈合,即解除固定。由于长期固定,肢节肌肉缺乏运动,特别是关节部的骨折,往往造成肌肉萎缩、软组织粘连而致关节活动不利甚至僵硬,此阶段的药物治疗以舒筋通络为主。

1. 内服

可用舒筋活血汤加减,舒筋活血汤(《伤科补要》):羌活,独活,荆芥,防风,续断,杜仲,当归,红花,青皮,枳壳,五加皮,牛膝。中成药可用舒筋活血片之类。

2. 外用

肢节部的外用药,以中药熏洗效果最好,可用舒筋通络洗方:羌活,独活,五加皮,鸡血藤,红花,川椒,桂枝,伸筋草,煎水熏洗患处,每日2次,每次40～50分钟。如关节粘连僵硬,活动受限明显者,可用软坚散结洗方煎水熏洗:灵仙,三棱,莪术,当归,乌梅,皂角刺,刘寄奴,透骨草,伸筋草。若伤处遇冷疼痛明显者,上方可加草乌,细辛。

（六)培补肝肾,强壮筋骨

一些较重之骨折,卧床较久,或平素体质较弱、筋骨不健者,骨折恢复较慢,可内服补益肝肾、强壮筋骨的中药,常用补肾活血汤加减或补肾壮筋汤,常用药有:熟地,续断,杜仲,寄生,山萸肉,补骨脂,枸杞子,五加皮,牛膝,鸡血藤,当归等。成药可用肾气丸内服。

（七)健运脾胃,益气养血

这是骨折后期常用的治法,特别是身体虚弱、气血不足的患者,骨折恢复期应用此法可增强脾胃运化功能,使营养充足,提高活动能力,早日康复。内服可用中成药,如补中益气丸、六君子丸、十全大补丸等,如有其他不适症状,可随症选药,此不赘述。

（淄博市工人疗养院报告,1991年)

第五篇

验方解析

王老在半个世纪的临床工作中，积累了丰富的实践经验，他治疗疾病的特色之一是擅长运用中药，根据病情需要处方选药，得心应手。他通过长期临床实践，自创了经验方60余首，有内服，有外用，可说是已经自成系列。这些经验方，充分体现了王老的学术思想：谨遵整体观念，不离辨证施治，崇尚气血理论、经络理论、中药性能归经理论。他还善于采纳一些有效的民间单方、验方，以及新的科研成果，融入自己的经验中。我们从60多首经验方中选取了19首进行解析，以深入阐述这些经验方的组成、原理及相关事项，供读者应用之参考。本篇还附录了常用经验方及一些小方，供读者选用。

一、内服方

1. 通痹丸

【组成】全蝎 100 g,白花蛇 100 g,蜈蚣 20 条,穿山甲 100 g,地龙 100 g,三七 100 g,血竭 60 g,川芎 120 g,威灵仙 120 g,元胡 200 g,神粬 100 g。

【制法】上药分别烘干,研为细末(过 120 目筛)和匀,以粬糊制为水丸,干燥,装瓶贴签备用,每瓶 60 g。

【用法】口服,成人每次 4~6 g,每日 2~3 次。

【功能】搜风通络,活血化瘀,舒筋散结,解痉止痛。

【主治】风寒湿痹,气血郁滞,经络肌筋不舒,肢节疼痛,活动不利诸症,如风湿、类风湿性关节炎,陈旧性伤筋,肌筋劳损,增生性骨关节病,腰椎间盘突出症,肩周炎,强直性脊椎炎,股骨头缺血坏死,血管炎,神经痛,中风后遗症手足不遂等病症。

【使用注意】①湿热证者不宜单独服用;②服药期间不宜饮酒,忌辛辣油腻;③孕妇及哺乳期或月经过多者忌用;④有出血性疾病者忌用;⑤诸虫类药有一定毒性,应用时应中病即止,不宜久服;⑥过敏体质者慎用。

【处方解析】本方专为"痹证"而设。痹者,闭也。经云:"风寒湿三气杂至,合而为痹。"风寒湿邪侵入人体,导致人体气血流行不畅,经络闭滞不通,出现肢节疼痛、麻木、酸胀、重着,肌筋拘急不舒,关节活动不利等病象。治疗"痹证",总以"通"为法。祛风、散寒、活血、行气、化瘀、通经、活络、舒筋、散结、利湿皆为"通法",通痹之药众多,唯虫类"搜剔"之品为佼佼者。本方中蛇、蝎子、蜈蚣、山甲、地龙均为通痹之要药,如全蝎能"穿筋透骨,逐湿除风"(《玉楸药解》),白花蛇其性"透骨搜风,内走脏腑,外彻皮肤,无处不到"(《本草纲目》),穿山甲"善窜,专能行散,通经络,达病所"(《本草从新》),地龙通经络、去水湿。诸虫合用,通痹力专效著,配以血竭、川芎、元胡,既活血化瘀,又行气通经,相得益彰,通痹之力更强。威灵仙舒筋活络散结,"性猛急,走而不守,宜通十二经络"(《本草化义》),使全方宣散透达,药行全身。诸药合方,以"通"为用,发挥搜风通络散寒、活血化瘀通经、舒筋散结、解痉止痛之作用,达到"通痹"之目的。

本方在临床应用已近20年,治疗肢体"痹证"有显著疗效,已作为某骨伤医院的内部制剂使用,取得良好效益。

2.伸筋胶囊

【组成】当归90 g,川芎60 g,红花60 g,桃仁30 g,地龙100 g,威灵仙100 g,元胡100 g,牛膝100 g,姜黄60 g,骨碎补60 g,制马钱子60 g,炮山甲50 g,防己30 g。

【制法】将马钱子、山甲、元胡、地龙粉碎为细末(过120目筛)混匀,余药加水煎煮三遍,过滤,药液浓缩成稀膏状。加入前药粉,搅匀,烘干,研细(过100目筛),装胶囊,每粒0.3 g。瓶装(60粒/瓶),贴签备用。

【用法】口服,成人每服3～4粒,温开水冲服,每日2～3次。少儿用量酌减。

【功能】活血行气,舒筋散结,通络止痛。

【主治】骨折、脱臼、伤筋后期,软组织粘连,关节活动不利;肌筋劳损,酸痛不舒;创伤性关节炎,肩周炎,骨关节病等。

【使用注意】①孕妇、女性经期或月经过多者忌服;②有出血性疾病者忌用;③有消化性溃疡病者慎用;④方中马钱子有毒,故不宜久服,用量不宜过大。

【处方解析】

"筋"的病症,在骨伤科病症中比重很大。治疗"筋病"的方法很多,服药是常用法之一。治筋之方,数量浩繁,其组方多含有活血、行气、舒筋、通络、温经、散风、祛湿、软坚散结、补益肝肾等功能的药物。本方即参考了多种治筋方剂,结合多年临床经验选药组方而成。方中当归、川芎、桃仁、红花活血化瘀通经;元胡、姜黄行气活血止痛,气血相配以畅血行而通络化滞;地龙、防己通络祛湿消肿;灵仙、马钱子、山甲舒筋通络,软坚散结;牛膝、骨碎补活血补肾,强筋壮骨。其中,元胡、姜黄性善上行,走上肢;牛膝、防己性善下行,走下肢,灵仙通行十二经,与山甲配伍,舒筋散结、通经止痛作用更著。全方药力上下通行,宣散透达,行于全身。且防己、地龙、马钱子性寒,其他诸药皆性温,寒温相济,全方不寒不热,病症寒热皆宜。诸药合用,共凑活血化瘀、行气通滞、舒筋散结、通络止痛之功。制作方法亦有技巧:马钱子、元胡、山甲、地龙都有良好的止痛作用,直接粉碎入药能不减损药力,余药煎煮浓缩,取药物精华,减小体积,以便装于胶囊。本方经多年应用,效果显著,作为某骨伤医院的院内制剂,取得良好效益。

3.阳经痹通汤

【组成】羌活 12 g,柴胡 12 g,葛根 15 g,丹参 15 g,当归 12 g,川芎 10 g,灵仙 15 g,姜黄 10 g,元胡 10 g,山甲 6 g,甘草 6 g。

【用法】水煎分两次口服,每日 1 剂。

【功能】通经活络,舒筋除痹,解痉止痛。

【主治】颈椎病,症见颈痛项强,头痛头晕,肩臂疼痛麻木,活动不利等。

【处方解析】颈椎病,古称"项强""项痹""颈项强痛"等,乃手足三阳经脉感受风寒湿邪而致经气流行不畅,气血痹阻不通所致。依据经络气血理论、中药归经理论拟定本方。太阳经用羌活,少阳经用柴胡,阳明经用葛根,配当归、川芎、丹参活血通经,以宣通三阳经之痹阻,再辅以灵仙、山甲、元胡、姜黄舒筋通络、解痉止痛。诸药合用,疏通三阳经之痹阻,共凑通经活络、舒筋除痹之效。

据经络理论,手足三阳经脉均会于大椎,上项至头,并与督脉相会,督脉总督一身之阳经。颈椎病实乃手足三阳经及督脉受邪之病,病症表现较为复杂,故用本方必须根据临床表现辨证加减应用。如项痛连枕部痛重,加藁本、蔓荆子;额及眉棱骨痛加白芷;偏头痛加郁金、天麻、菊花;上肢麻重者加桂枝、白花蛇、桑枝;下肢无力或拘挛加鹿角、牛膝、狗脊、淫羊藿、续断;肾虚加山萸肉、杞子;湿浊重者加薏米、萆薢、木瓜、豨莶草等。"痹久不已,内舍于其合",故三阳经气阻滞不通,可出现内部脏腑病象,可随症加减。

王老应用本方治疗各型颈椎病,取得较好疗效(有另文介绍),并经过临床的不断探索,对本方做了进一步改进,加大了通三阳经的药力,加入藁本(太阳)、郁金(少阳)、白芷(阳明);活血化瘀通经止痛药加了三七;又加入通督脉之鹿角、狗脊,成为"新增阳经痹通汤(丸)"。治疗范围也有所扩大,如肩周炎、强直性脊椎炎等,用之亦有较好效果。

4.内服接骨丹

【组成】煅自然铜 200 g,土元 60 g,地龙 40 g,血竭 30 g,三七 30 g,元胡 40 g。

【制法】上药各粉碎为细末(过 120 目筛),混匀,装胶囊,每粒 0.4 g,瓶装,60 粒/瓶,贴签备用。

【用法】口服,成人每次 6~8 粒,日 2~3 次,温开水冲服,少儿用量酌减。

【功能】活血化瘀,行气止痛,接骨续筋。

【主治】创伤性骨折愈合期。

【使用注意】孕妇及月经过多忌服。有出血性疾病忌服。骨折复位不良及局部瘀肿仍重者勿用。

【处方解析】本方中自然铜可散瘀消肿,接骨续筋,中医传统专用于接骨,现代研究认为自然铜可促进骨折愈合;土元破血逐瘀,有接骨作用,民间常单用以治骨折,二味合用为本方之主体。血竭、三七既能活血化瘀，又能止血祛痛，二味为主药之重要辅助。地龙通经活络，利水消肿；元胡既能行气又能活血，为"气中之血药"，止痛效著。二药同用助活血化瘀药之力，以利消肿止痛。全方活血化瘀，行气通络，消肿止痛，可促进血液循环，加速骨痂生长及损伤组织的修复。本方制作简单，是临床常用的接骨方之一。

中医治疗创伤骨折，应用"接骨"药物是传统的重要治疗方法，骨折后用"接骨丹"的观念在百姓中根深蒂固，是中医治疗骨折的特色之一。中医文献中，接骨药方数量繁多，选择时常难以适从。常用于配制接骨丹的药物达三百余种，但综观其选药组方，有一定规律，大体可分为几部分：一是活血化瘀药，传统认为"内治之法，必须以活血化瘀为先，血不活则瘀不能去，瘀不去则骨不能接"（清·陈士铎语），活血化瘀药往往是接骨方之主体；二是活血通络行气止痛宣散透达药，以加强活血化瘀之药力，作为方之辅助；三是"以骨补骨"，把某些动物的骨骼配入接骨方中，取"同气相求"之意；四是补肝肾药，因"肝主筋，肾主骨"，补肝肾可以强筋骨；五是民间相传的"经验"接骨药（如甜瓜籽、黄瓜籽）。

众多接骨丹方对骨折愈合的效果，有待深入研究。近代研究认为，活血化瘀药可促进血液循环，加速骨折局部肿痛的消退，从而有利于骨痂的生长，促进骨折愈合。究竟哪个方子或哪几种药效果较好，尚无定论，探寻有效的接骨药，是我们振兴中医骨伤科的目标之一。

5. 三元丹

【组成】元胡 3 份，三七 1 份，炮山甲 1 份。

【制法】各药分别烘干，粉碎为细末（过 120 目筛），混匀，分装胶囊，每粒 0.4 g，瓶装，60 粒/瓶，贴签备用。

【用法】口服，成人每服 4～6 粒，每日 3 次，温开水或黄酒冲服。少儿用量酌减。

【功能】行气活血，通络止痛。

【主治】凡辨证属气滞血瘀之疼痛病症,均可应用,如跌打损伤、肢节痹证、女性经行腹痛等。

【使用注意】①孕妇及月经过多者忌用;②出血性疾病而无瘀血证者忌用;③气血虚弱之疼痛症不宜单用。

【处方解析】中医理论认为,凡疼痛之症,多因气滞血瘀、经络不通所致,即所谓"不通则痛"。方中元胡,既能行气止痛,又能活血化瘀,历代医家均视为止痛要药,单用、复方止痛效果均佳。《本草纲目》推崇曰:"延胡索能行血中气滞,气中血滞,故专治一身上下诸痛,用之中的,妙不可言。"近人有多种制剂配用元胡,以治疼痛。方中三七化瘀定痛止血,其定痛之功在于化瘀通经,故擅治瘀血之疼痛,止血之力亦在化瘀,瘀血化,经脉通,则血自止,故止血不留瘀。方中穿山甲通络之力甚强,近代名医张锡纯认为山甲"走窜之性,无微不至,故能宣通脏腑,贯彻经络,透达关窍,凡血凝血聚之病,皆能开之"。本方三药相配,元胡为主,三七、山甲为辅,以气帅血,血随气行,以通为用,气血行,经络通,则痛自止。凡气滞血瘀疼痛之证,用之均有较好效果。组方应用于临床 20 余年来,除治疗跌打损伤瘀肿疼痛之外,亦常用于肢节痹痛、骨关节病、坐骨神经痛、女性痛经及经行腹痛、肝胃气痛等,都有较好止痛效果,且无明显毒副反应。

6.三虫散

【组成】淡全蝎 90 g,大蜈蚣 10 条,金钱蛇 5 条。

【制法】上药各烘干,研细末(过 120 目筛),混匀,瓶储备用(或装胶囊)。

【用法】口服,成人每服 2～3 g,日服 2～3 次,温开水或黄酒冲服。少儿用量酌减。

【功能】搜风,通络,解痉,止痛。

【主治】肢体风寒痹痛日久,筋脉拘急,肢体麻木,活动不利等证,以及周围神经炎、神经痛、神经损伤、面肌痉挛、中风后遗手足不遂、口眼歪斜等。治疗淋巴结核有一定疗效。

【使用注意】①孕妇及哺乳期妇女忌用；②有出血性疾病慎用；③过敏性体质慎用；④三药均有一定毒性，不宜久服，用量不宜过大。

【处方解析】三药均善于搜剔经络筋骨间风寒，疏通经络之痹阻，起到息风通络解痉止痛之作用，而治肢体痹痛日久，筋脉拘急，活动不利、麻木不仁等病症。其中全蝎祛风通络、解痉止痛之力甚著，每单用以治肢节痹痛日久或中风肢体麻木、面肌痉挛等而取效。蜈蚣"走窜之力最速，内而脏腑，外而经络，凡气血凝聚之处皆能开之……其性尤善搜风"（《医学衷中参西录》）。全蝎、蜈蚣二药合用，其祛风解痉通络之力更强，且二药皆有解毒散结作用，故二药合用，亦可治疗恶疮肿毒、瘰疬结核之证。白花蛇"能透骨搜风，截惊定搐……内走脏腑，外彻皮肤，无处不到"（《本草纲目》），助全蝎、蜈蚣通透之力以"通关透节，泄湿祛风"（《玉楸药解》）。本方集搜风透达、通络开结于一体，故对肢节风寒痹痛、筋脉拘急疼痛、活动不利等证有良好疗效。其解毒散结之功，偶治瘰疬恶疮病症，疗效亦显，但尚无成熟经验，仍需探索。

二、外敷方

1. 活血膏（或称"二十三味膏"）

【组成】血竭、乳香、没药、儿茶、土元、水蛭、天仙子、急性子、五倍子、公丁香、生大黄、白及、川椒、肉桂、细辛各 100 g，地龙、元胡、花粉、赤小豆各 200 g，明矾、樟脑各 50 g，薄荷脑、冰片各 30 g。

【制法】上药各研极细末，充分混匀，瓶储盖严，备用。

【用法】据伤处面积大小,取适量药粉,加蜂蜜调成稠糊状,摊特制膏药布上,药膏厚约 0.5 cm,敷患处,绷带包扎(或以伤湿止痛膏或麝香壮骨膏为药布,摊药后敷贴于患处,可不用绷带包扎)敷3~5日更换。应用量多者,可将调匀的药膏盛于搪瓷杯或瓷盖杯内,盖严,随时摊用,颇为方便。

【功能】活血化瘀,通经活络,消肿止痛。

【主治】凡肢体闭合性损伤,瘀血肿痛之证,均可应用,如软组织扭挫伤后肿胀疼痛,骨折、脱位初期局部瘀肿疼痛等。对肢节痹痛属气滞血瘀而肿胀疼痛、肌筋急性劳损局部肿痛等,亦可使用。

【使用注意】①局部皮肤有破损或有皮肤病者勿用;②皮肤易过敏者慎用;③孕妇勿敷于腰腹部;④个别患者敷膏后皮肤作痒,或起皮疹,可去除药膏后用温水洗擦干净,涂氟轻松软膏或皮炎平,数日即愈。愈后不宜再敷。

【处方解析】

经云:"气伤痛,形伤肿。"跌扑闪挫、打砸碰撞等所致的肢体闭合伤,无论伤筋、骨折、脱臼,均首伤经络气血,造成局部瘀血、肿胀、疼痛,治疗当以活血化瘀为主,辅以行气通经、活络止痛,使肿胀尽快消退,减轻痛苦,加速损伤组织的修复。本方即为此而制定。

方中以血竭、乳香、没药、水蛭等大量活血化瘀药为主体,辅以行气通经活络诸药,旨在以气帅血,血随气行,加大活血化瘀之力。其中药性有温有凉,肉桂、丁香、细辛、樟脑"性温而通",大黄、地龙、冰片、薄荷脑"性凉而通",温凉相济,不寒不热,配用明矾、白及、赤豆、花粉、五倍子,收敛化湿消肿,元胡、细辛、川椒作用于体表以止痛,诸药同为佐使,全方用药主次分明,温凉适中,宣散与收敛并用,刚柔相济。用蜂蜜作调料,将诸药融为一体,不挥发而保柔润,且无油垢污衣之虞。蜂蜜还具有收湿敛创消肿的作用,是外敷药膏诸辅料中无可比拟者,这也是活血膏疗效卓著的因素之一。

此外,方中诸药,依法炮制,质地均较松脆,易于粉碎加工成极细粉末,樟脑、冰片、薄荷脑、川椒等尚有防腐作用,同土元、地龙、水蛭、赤豆等含蛋白质、淀粉的诸药同用,可以防止变质腐败。无论药粉或调成的药膏,均可较久储存,这也是本方配制的一大特色。

由于应用药量较大,不方便患者携带二次换药,剂型有待改进,以便于保存和携带。可考虑改为牙膏样分装,患者自己携带更换敷贴,或改为软塑料袋分装,剪开即可敷用。

2. 四黄膏

【组成】生大黄、黄柏、黄芩、黄连各 60 g,乳香、元胡、地龙、泽兰各 30 g,薄荷脑、冰片各 10 g。

【制法】上药各研细末(过 120 目筛),充分混匀,瓶储,勿泄气,备用。

【用法】据病变部位面积大小,取适量药粉,加蜂蜜调成稠糊状,摊布上(药膏厚 3～5 mm),敷患处,绷带包扎,2～3 日取下或更换(若摊在特制的胶布上则不必包扎)。

【功能】清热解毒,活血化瘀,消肿止痛。

【主治】跌打损伤瘀肿化热,疮痈肿毒初期红肿热痛,或肢节热痹肿痛诸证。

【使用注意】①皮肤有破伤出血者应避开伤口;②局部无"热证"者勿用。

【处方解析】本方中四黄,大苦大寒,集清热解毒药主力于一体,能解气血经络肌腠肢节之热毒,为本方之主体。配乳香、元胡既活血化瘀,又行气止痛;泽兰、地龙二味活血通络,利水消肿。四药合用能使经脉疏通,气血畅行,与四黄相配能清气血中之热毒,消经络中之水湿,增强解毒消肿之效。复加薄荷脑、冰片,二味性凉,擅宣散透达,可疏散经络肌腠热结,增加清热解毒消肿之力;以蜂蜜为调料,又增消肿止痛之功。临床用于体表、肌腠、肢节见红肿热痛之病症,无不灵验。

3.温经膏(祛寒膏)

【组成】川乌、草乌、当归、川芎各 50 g,川椒、细辛、肉桂各 40 g,丁香、乳香各 30 g,樟脑 20 g。

【制法】上药各研细末(过 120 目筛),混匀,容器储,勿泄气,备用。

【用法】外用。据患处范围大小,取适量药粉,放入搪瓷杯(或盆、碗)内,加蜂蜜适量调成稠膏,摊特制胶布上(脱敏胶布或伤湿止痛膏、麝香壮骨膏均可),药膏厚 3～5 mm,敷患处,绷带包扎。2～3日取下或更换。

【功能】温经散寒,活血止痛。

【主治】肢体关节风寒湿痹证,如风湿、类风湿性关节炎、增生性骨关节病、肌纤维炎、肩周炎、骶髂关节炎、陈旧性软组织损伤等,凡属于"寒证"者均可应用。

【使用注意】①局部有"热证"者勿用;②局部皮肤有伤口或有皮肤病者勿用;③孕妇勿用在腰骶部及腹部;④连续敷药一般不得超过 3 次(次数多易产生不良反应)。

【处方解析】川乌、草乌,大辛大热,专于温经散寒,止痛之力尤著,故常用作表面麻醉剂;配以细辛、川椒,温散透达,宣散寒湿,更加大了二乌散寒止痛之力。又伍以丁香、肉桂,芳香宣透,温通经脉;当归、川芎、乳香活血化瘀、通经活络、行气止痛,血脉通,气血行,则寒湿之邪易祛。诸药合用,集温经散寒、通行血脉于一体。另加樟脑一味,其味辛,其性热,善走窜,助方中诸药充分发挥祛寒止痛之力,可谓别有专功。全方温经散寒止痛,力专效宏,临床用于肢体关节寒性疼痛之证,无有不效。

4.蟾酥膏(或称"局部止痛膏")

【组成】生川乌、生草乌、乳香、没药、元胡各 30 g,细辛 20 g,蟾酥 10 g,冰片 10 g。

【制法】上药各研细末(过 120 目筛),混匀,容器储,勿泄气,备用。

【用法】外用。视部位大小，取适量药粉，放入小瓷杯或碗内，加蜂蜜适量调成稠膏，摊特制胶布上（脱敏胶布或伤湿止痛膏、麝香壮骨膏均可），药膏厚2～3 mm，贴敷患处。1～2日取下。

【功能】温经化瘀，行气止痛。

【主治】小面积的气滞血瘀疼痛证，如肱骨外上髁炎、棘突过敏症、桡骨茎突狭窄性腱鞘炎、肱二头肌长头腱鞘炎、胫骨结节骨骺炎等。

【使用注意】①皮肤有破伤或有皮肤病者勿用；②敷药时间不宜过长，面积不宜过大；③如有皮肤不良反应，及时取下；④孕妇慎用。

【处方解析】《华佗神医秘传》载有"外敷麻药方"，由生川乌、生草乌、生半夏、生南星、胡椒、荜茇、蟾酥、细辛组成，研末、烧酒调敷，用于表面麻醉止痛。《医宗金鉴》亦载有类似方药。王老据此方之意，去方中荜茇、胡椒、生半夏、生南星（对皮肤刺激性强，易起水疱），加乳香、没药、元胡，以活血化瘀、行气止痛。复入冰片，用其走窜之性，增加药物的穿透力，制成"止痛膏"，临床应用治疗气滞血瘀之局部疼痛病症，效果显著。如局部有"热证"的表现，方中可再加入薄荷脑10 g，既透达又清凉，可拮抗二乌之温热。本方用蜂蜜调敷而不用烧酒，可缓解诸药之烈性刺激，减少皮肤不良反应。本方药源充裕，加工容易，是局部止痛的好方法。

5.外敷接骨膏

【组成】煅自然铜300 g，血竭200 g，土元200 g，乳香100 g，公丁香100 g，麻黄100 g，地龙200 g，花粉200 g，五倍子200 g，川椒100 g，乌头100 g，赤小豆300 g，冰片30 g。

【制法】上药各研细末（过120目筛），充分混匀，容器储存勿泄气，备用。

【用法】据患处范围大小，取适量药粉放入搪瓷杯或小盆内，加入适量蜂蜜调成稠糊状,摊于特制膏药布上,膏厚4~6 mm,敷患处。需固定者,外包纱布,再放置固定夹板,扎缚固定。3~5日换药一次,直至骨折愈合。

【功能】活血化瘀,消肿止痛,续筋接骨。

【主治】闭合性创伤骨折,如肋骨骨折、四肢骨干骨折已稳定、腕掌骨骨折、踝部骨折等。

【使用注意】①骨折对位不良或整复后不稳定者勿用;②局部皮肤有破伤或有水疱者勿用;③敷药期间如有不良反应(如过敏)则暂停使用。

【处方解析】方中自然铜、血竭、土元、乳香、没药均为活血化瘀药,四药合用,作用更强,是本方主体。清代陈士铎曾言:"血不活则瘀不能去,瘀不去则骨不能接。"四味药都是"接骨"的常用药,配以丁香、麻黄、川椒、乌头温经发散,通络止痛;又辅以地龙、冰片清热通经,温经与凉通合用,寒热相济,防寒热之偏。五倍子、花粉、赤小豆收敛祛湿消肿,特别是五倍子,消肿功效颇佳,常配入外治剂应用;赤小豆与花粉除具有消肿祛湿功效外,还有赋形作用,与蜂蜜同调,可使药膏黏稠柔润,加大药物与皮肤的亲和,利于药力渗透。此外,方中川椒、冰片还有良好的防腐作用,因而药膏外敷后,即使在炎夏,也不会发生变质腐败现象。

本方经过多年应用证实,其化瘀血、消肿胀、止疼痛效果十分明显,可使骨折局部之瘀肿很快消退,并解除疼痛。至于是否能使骨痂生长而加速骨折愈合,有待深入研究。

6. 解毒生肌膏

【组成】大黄、黄芩、紫草、地榆、生地、生黄芪、当归、白芷、五倍子各20 g,轻粉6 g(研细),麻油500 g,蜂蜡100 g。

【制法】前九味,麻油文火炸枯,去渣过滤,入蜂蜡熔化,稍冷,入轻粉,搅匀,冷却成软膏,瓶储盖严备用。

【用法】取适量药膏,摊于消毒纱布上(药膏厚2~3 mm),敷疮口。或制成药膏纱布块或条(高压消毒),置于疮口内,1～2日换药一次,直至疮口愈合。

【功能】清热解毒,生肌敛疮。

【主治】感染性疮口,脓液腐肉较少,仍有热证,肉芽生长缓慢者。

【使用注意】新鲜疮口勿用。

【处方解析】本方之立意在解热毒,长肌肉,加速疮口愈合。方中大黄外敷可治"一切疮疖痈毒"(《日华子本草》),配"黄芩为之使"(《本草经集注》),更加大了大黄清热解毒之功。紫草、地榆、生地凉血清热,化瘀消肿,热清瘀化则绝脓液化源;黄芪、当归补气养血,托疮生肌,气血旺则肌肉生;白芷能"排脓长肉"(《本草汇言》)。五倍子性善收敛,单用即可治疮口不收(《本草纲目》);少量轻粉可"去腐肉,生新肉"(《本草正》),腐肉去,脓液少,则新肉生;蜂蜡一味作为赋形剂,又可"拔热毒,止疼痛,敛疮口"(《医林集要》),诸药合用,是接受了前人治疮疡的经验,精心选药配制而成。此膏制作简单,应用方便,临床使用多年,疗效显著,已作为治疗感染性疮口的常备药剂。

7. 风湿膏

【组成】羌活、独活、苍术、灵仙、当归、川芎各 100 g,白芷、红花各 50 g,艾叶、樟脑各 20 g。

【制法】上药各研极细末,混匀,容器密闭储存,备用。

【用法】外用。据病变部位大小,取适量药粉放入搪瓷杯或瓷盆内,加适量蜂蜜调成稠膏,摊在胶布上(特制胶布或麝香壮骨膏),膏厚 3～5 mm,敷患处,或用绷带包扎,2～3日取下或更换。

功能:祛风胜湿,活血止痛。

【主治】风寒湿痹证,如风湿、类风湿性关节炎,肌纤维炎,关节滑膜炎,肩周炎,慢性劳损等。

【注意】皮肤有伤口或有皮肤病者忌用,皮肤易过敏者慎用。孕妇勿用于腰骶部位。

8. 化坚膏

【组成】灵仙 150 g,莪术、乌梅、炒大黄、皂角刺各 100 g,乳香、没药、白芷各 50 g,川椒 30 g,山甲 20 g。

【制法】上药各研细末(过 120 目筛),混匀,容器储存备用。

【用法】外用。据病变部位大小取适量药粉放入搪瓷杯或瓷盆内,加入适量蜂蜜及少量食醋,搅拌成稠膏,摊在胶布上(特制胶布或麝香壮骨膏),膏厚 3～5 mm,敷患处,绷带包扎(不在关节者可不包扎),2～3 天取下或更换。

【功能】通络化瘀,软坚散结。

【主治】增生性骨关节病,创伤性关节炎,骨折脱臼后肌筋粘连,陈旧性伤筋,慢性劳损,肩周炎,强直性脊柱炎等。

【注意】皮肤有破伤及皮肤病勿用,皮肤易过敏者慎用。孕妇勿敷在腰骶部。

9. 生肌膏

【组成】五倍子 90 g,当归、没药、地榆、黄芩、白芷各 40 g,甘草 50 g,冰片 10 g(研细),黄蜡 150 g,麻油 1000 g。

【制法】前七味,麻油文火炸枯,去渣,过滤,入黄蜡熔化,稍冷,入冰片搅匀,冷却即成软膏。瓶储备用。

【用法】外用。取药膏适量,摊于消毒纱布上(药膏厚 2～3 mm),敷伤口,包扎。亦可制成药膏纱布块或条,放带盖杯中高压消毒后备用。疮口换药,每日或隔日一次。

【功能】生肌敛疮,解毒。

【主治】感染疮口,脓液腐肉已少,热证不甚而疮口愈合缓慢者。

10. 黄龙膏

【组成】生大黄、黄柏、干地龙各 50 g,冰片 10 g。

【制法】上药各研细末(过 120 目筛),混匀,瓶储备用。

【用法】据患处面积大小,取适量药粉放杯(碗)内,加入蜂蜜适量调成糊状,摊布上(膏厚 3～5 mm),敷患处,绷带包扎,2～3 天换药一次。

【功能】清热解毒,消肿止痛。

【主治】肢体闭合性损伤瘀肿化热,疮痈初起红肿热痛以及风湿热痹诸症。

【注意】局部皮肤有伤口、皮肤病勿用。

11. 解毒软膏

【组成】大黄、黄柏、黄芩、紫草、赤芍、地榆各 60 g,川椒 15 g,冰片 9 g(另研),轻粉 12 g(另研),黄蜡 150 g,麻油 1000 g。

【制法】前七味用麻油文火炸枯,去渣,过滤,入黄蜡熔化,搅匀,待稍冷,加入轻粉、冰片,搅匀,冷却即成软膏。瓶储备用。

【用法】外用。将药膏适量,摊于消毒纱布上(药膏厚 2～3 mm),盖敷疮口上。亦可制成纱布块或条(放盖杯内,高压消毒),置疮口内,消毒纱布敷盖,包扎,每日或隔日换药一次。

【功能】清热凉血,解毒祛腐。

【主治】创口化脓或脓肿已溃,疮面脓液腐肉较多,疮口周围仍有红肿热痛之症者。

三、外洗方

1. 化瘀消肿洗方

【组成】刘寄奴 30 g,苏木 50 g,茜草 30 g,仙鹤草 20 g,红花 15 g,川椒 15 g,细辛 15 g,透骨草 15 g,硼砂 20 g。

【用法】煎水熏洗患处。将上药放在搪瓷洗脸盆或不锈钢盆内,加水 2～3 L,浸泡半小时,置火炉上先武火后文火煎煮,沸后再煮 10～15 分钟端下。先熏后洗患处,药水凉后再放火上加温,反复 2～3 遍(40～50 分钟)。洗后擦干,每日洗 1～2 次,第二次洗时将药盆放火上加热即可,不必煮沸。每剂药可连续用 3～4 次。

【功能】活血化瘀,消肿止痛。

【主治】肢体一切损伤瘀肿疼痛之证。

【使用注意】①皮肤有伤口忌用;②皮肤易过敏者慎用,如有过敏即停用;③每次熏洗后局部应擦干,避风冷侵袭;④陈旧性损伤不宜用。

【处方解析】

本方为数个民间单方组合加味而成。这几种药物均有活血化瘀消肿之功,前四味合用,组成本方之主体,故本方活血化瘀之力卓著。仙鹤草、茜草还有收敛作用,消肿之力较强。方中川椒、细辛增加局部止痛功效,又可宣散透达,增加活血之力;硼砂既消肿又可解毒。全方温凉并用,不寒不热,经多年临床应用,疗效卓著,一般损伤瘀肿三剂即可治愈。唯陈旧性损伤,肿胀不甚而有软组织粘连者,不宜使用。

2.舒筋通络洗方

【组成】羌活、独活、灵仙各 20 g,五加皮、海桐皮、鸡血藤各 30 g,当归 20 g,红花 15 g,川椒 15 g,透骨草、伸筋草各 20 g。

【用法】煎水熏洗患处,方法同化瘀消肿洗方。

【功能】舒筋通络,活血散风。

【主治】跌打损伤晚期,肌筋不舒,拘急活动不利,以及肢节风湿痹痛诸证。

【使用注意】①局部红肿热证者勿用;②皮肤有破伤忌用;③皮肤易过敏者慎用。

【处方解析】本方前五味,为祛风、除湿、通络、舒筋止痛的常用药,性味皆辛温,合用通达之力更盛。其中羌活善上行,走上肢,尚能解表散寒,发散力强;独活善下行,走下肢,有较好的祛湿作用,二药能通上下之痹。五加皮、海桐皮不仅有较好的祛风湿通经络的作用,尚有强筋健骨之能,使筋骨强劲,增强活动能力;鸡血藤、当归、红花养血活血,通经活络,寓"治风先治血,血行风自灭"之意,血脉畅行则风湿易祛,互相促进,更有利于通痹止痛;伍以川椒、透骨草、伸筋草,透达筋骨。诸药合用,共奏祛风湿、通经络、舒筋通痹之功。

本方与六藤洗方功能有相似之处,而前者通络舒筋之力较强,后者祛风除湿之力较著。临床上证见肢节痹痛、重著或有肿胀者,首选舒筋通络洗方,必要时视病情可二方合并使用,以增强疗效。

3. 六藤洗方

【组成】青风藤、海风藤、天仙藤、络石藤、忍冬藤、鸡血藤各30 g,川芎、红花、川椒、细辛、透骨草各20 g。

【用法】煎水熏洗患处,方法同化瘀消肿洗方。

【功能】通络祛风,舒筋止痛。

【主治】跌打损伤后期,关节肌筋不舒,活动不利,以及肢节风寒湿痹疼痛等证,如风湿、类风湿性关节炎,骨关节病等。

【使用注意】①局部有破伤勿用;②皮肤易过敏者慎用。

【处方解析】《本草便读》云"凡藤蔓之属,皆可通经入络",表达了中医"取象比类"的用药指导思想。本方之六种藤药,均有通经、活络、舒筋之功能,但亦各有专功,青风藤能祛风除湿、行气利水消肿;海风藤舒筋通络理气,宣痹止痛效著;天仙藤有活血化湿行气作用而"流气活血,治一切诸痛"(《本草汇言》),"宣通经髓,导达瘀滞,疏肝行气"(《本草正义》),其舒筋止痛效果较好;络石藤除祛风湿、通经络外,还有"消瘀"作用,"善走经脉,通达肢节"(《本草正义》);忍冬藤"乃宣通经脉之药也……通经脉而调气血"(《医学真传》),其性虽凉,但能通络,凉而不滞是其特点;鸡血藤有较好的活血作用,能祛瘀血、生新血,能通能补。以上六藤合用,温凉协调,无寒热之偏,而其通经活络、宣通痹阻之能却相互促进。川芎、红花活血化瘀通经,辅助六藤而使经脉疏通,气血畅行;川椒、细辛辛温通散,性麻止痛,增强诸药通络止痛之力;透骨草一味,能透达筋骨,"治一切风湿疼痛挛缩"(《本草纲目》)。本方诸药合用,无大寒大热之偏,而有良好的通经活络、舒筋散结、祛风湿、止痹痛之功,对肢节风湿性痹痛证,尤相适宜。

4.温经散寒洗方

【组成】川乌、草乌、川椒、细辛、艾叶、灵仙、川芎、红花各 20 g,桂枝 30 g,透骨草、伸筋草各 15 g。

【用法】煎水熏洗患处,方法同化瘀消肿洗方。

【功能】温经散寒,活血通络,通痹止痛。

【主治】跌打损伤日久,风寒侵袭,肢节疼痛,筋肉拘挛,活动不利,或关节粘连活动受限以及肢节风寒痹痛遇冷加重诸证。创伤性关节炎、增生性骨关节病等属寒证者,均可应用。

【使用注意】①局部红肿热痛或有伤口者忌用;②有皮肤病或皮肤易过敏者勿用;③熏洗过程中有不良反应(如头晕、恶心、胸闷等)即停止熏洗,脱离熏洗环境,饮温水或茶水,症状即可消失;④洗后有皮肤过敏反应者,亦应停止熏洗。

【处方解析】方中二乌、川椒、细辛,大辛大热,辛能发散,热能祛寒,四药合用,温经散寒之力甚强,并有一定的"麻醉"作用,既往曾作为表面麻醉剂或内服、注射进行手术麻醉,故四药止痛效果卓著,为方之君。配灵仙、艾叶、桂枝通经活络,助君药以逐经络肌筋之寒邪为臣;川芎、红花活血通经,"血活则经脉流行",促进筋骨关节之血液循环,疏通气血之痹阻,为方之佐;透骨草、伸筋草舒筋散结,并引药力透达筋骨,为方之使,临床应用显示,本方有良好的温经散寒、通痹止痛之效。唯遇有筋骨关节有瘀血坚结、肌筋活动不利之症时,方中可加乳香、没药、皂角刺以增加效力。

5.软坚散结洗方

【组成】灵仙 40 g,乌梅 30 g,皂角刺 30 g,三棱、乳香、没药、木瓜、桂枝各 20 g,透骨草、伸筋草各 15 g。

【用法】煎水熏洗患处,方法同化瘀消肿洗方。煎药时,首次可加食醋 100～150 mL,以增药力。

【功能】软坚散结,舒筋通络。

【主治】损伤日久关节粘连僵硬、活动受限,创伤性关节炎,增生性骨关节病,手术后疤痕坚结,骨刺性跟痛症,骨化性肌炎,腱鞘囊肿,腱鞘炎等,均可应用。

【使用注意】①局部有热症或有伤口勿用;②皮肤易过敏者慎用。

【处方解析】伤科临床所见,肢体跌打损伤后期(骨折、脱位、伤筋)由于各种原因,往往瘀血不能化尽,造成经络阻滞,肌筋粘连,活动受限、疼痛等后遗症;此外肢体筋骨关节的许多慢性疾病,亦大多有肌筋不舒、拘急疼痛、活动不利之症。此类病症之治疗重在通经活络、软坚散结、舒筋通痹而消除症状,改善功能,本方即为此而设。

方中威灵仙"性猛急,走而不守,宣通十二经络"(《药品化义》),专用以通经络,散瘀积,舒筋散结除痹,内服外用,其效均佳,与专于攻窜透达的皂角刺相配,增强了通经络、散瘀结之力,二药为方之主体,为君;三棱破血行气、消积止痛,与乳香、没药相伍,助君药化瘀通滞散结,乃臣药;乌梅、木瓜、桂枝,酸敛化坚,收中有通,消肿止痛效果极佳,为方中之佐;透骨草、伸筋草善通络舒筋,使药力透达筋骨,为方中之使。全方旨在通经络、散瘀滞、舒肌筋、化坚结,以本方为主,随症加减,治疗上述之主治病症,有良好疗效,为临床常用之有效方剂。"酸敛"与"透达"药相配,有"相反相成"之作用,方中乌梅、木瓜酸敛,配入大队宣散透达诸药中,有良好的消肿止痛效果。如遇关节积液,肿胀明显者,方中再加酸敛之五倍子,可使积液很快消退。

6.祛腐敛疮洗方

【组成】黄柏、白蔹、白芷、当归、地骨皮各 30 g,商陆、地榆、五倍子、硼砂各 20 g,艾叶 10 g。

【用法】将上药混匀,用干净纱布分包成 5～6 包,放搪瓷洗脸盆或不锈钢盆内,加冷水 2～3 kg,浸泡 40～60 分钟后,将盆放火上加热。煮沸后再煮 20 分钟,取下,待冷至适宜温度时(40～50 ℃),用纱布蘸药水淋洗湿渍患处,药液凉后再加温,反复进行,每次洗 40～50 分钟,每日 2 次。洗后消毒纱布覆盖疮口,有条件者,洗后可敷解毒生肌膏。脓水腐肉减少后,可每日洗 1 次,直至疮口愈合。每剂药可连续用 4 次,水量不足时可适量加水。

【功能】解毒祛腐,生肌敛疮。

【主治】肢体外伤感染化脓,疮痈肿毒腐溃,疮口腐肉脓水较多,愈合缓慢,久不收口之证。

【使用注意】冷脓肿破溃无"热证"者,勿用。

【处方解析】骨伤科、外科常见感染化脓,由于多种原因形成慢性溃疡,疮口腐肉较多、滋水淋滴、久不收口之证,西医药往往无特效疗法,中药煎水外洗,可有良好疗效。本方中,白蔹一药,民间称为"野葡萄根"或"野地瓜",当地群众常挖取煎洗"臁疮"、恶疮等有良效;地骨皮,乡间常将皮焙干、研细、撒疮口,并有"熟溃生提"的经验(熟用溃脓,生用生肌),是治疗疮疡的有效土方;商陆生于山间沟边湿地,民间常挖根煎洗,治疗"水毒",有良好的解毒消肿生肌之效;地榆俗称"马虎樜子",群众或乡医常挖取其根,煎水洗或熬成膏,治疗烧烫伤,能清热生肌;艾叶一味,更是民间采集煎水外洗治疗疮疡的常用单方。祛腐敛疮洗方,集几个有效单方于一体,又配用清热燥湿之黄柏,收敛生肌之五倍子,养血生肌之当归、白芷,诸药合用,治疗慢性溃疡,洗后疮口腐肉往往很快消除,脓水减少,创面新鲜,肉芽生长良好,疮口即很快愈合。

7.清热解毒洗方

【组成】大黄、黄柏、黄芩、地榆、赤芍、板蓝根各 30 g,忍冬藤50 g,朴硝 20 g。

【用法】煎水熏洗患处,方法同化瘀消肿洗方。

【功能】清热解毒,凉血消肿。

【主治】外伤瘀血化热及外科感染局部红肿热痛,丹毒、风湿热痹,痈肿初期等。

【注意】局部无热证勿用。皮肤有湿疹或伤口勿用。熏洗时药液温度勿过烫。

8.燥湿杀虫洗方

【组成】黄柏、苦参、苍术、苦楝皮、百部、白鲜皮各 30 g,川椒、艾叶、明矾各 15 g。

【用法】煎水外洗,法同祛腐敛疮洗方,用溻渍法较好。

【功能】解毒,燥湿,杀虫。

【主治】皮肤湿疮、湿疹,阴部湿痒,湿性足癣等。

【注意】洗时药液勿过烫,洗后晾干,勿包扎。如渗液较多者,洗后可撒枯矾粉。

四、外擦方

1.消痹酊

【组成】川乌、草乌、羌活、独活、细辛、白芷、苍术、穿山龙各100 g,当归、川芎、红花、元胡、乳香各 120 g,白花蛇 150 g,樟脑 50 g,冰片 20 g。

【制法】将前十四味粉碎为粗末(过 20～30 目筛)置容器内,加入 70%的乙醇 4000 mL,盖严,浸泡 15 天,取滤液,药渣再加入 70%的乙醇 2000 mL,浸泡 10 天,取滤液,两次滤液混合,加入研细的樟脑、冰片,搅匀(可加入适量透皮剂)。混合液中加 70%乙醇至

6000 mL(药液浓度 27%),分装棕色玻璃瓶内(每瓶 100 mL),封口,贴签备用。

【用法】外用。用脱脂棉球或棉棒,蘸药水适量涂擦患处,用手轻轻搓摩,每日 3～4 次。也可于涂药后用红外线灯烤 10 分钟。

【功能】温经散寒,祛风除湿,活血通络,舒筋止痛。

【主治】筋、骨、关节的风寒湿痹、陈旧外伤、劳损等疼痛之证,如风湿、类风湿性关节炎、增生性骨关节病、肩周炎、肱骨外上髁炎、陈旧性软组织损伤、肌纤维炎等。

【使用注意】①局部红肿热痛症忌用;②新鲜损伤或局部有伤口者忌用;③皮肤病忌用,对酒精过敏或过敏体质者慎用;④用药后局部作痒或起皮疹者应停用,涂擦氟轻松软膏或皮炎平软膏,数日即愈。

【处方解析】

方中二乌、细辛温经散寒止痛;二活、苍芷、穿山龙祛风湿、通经络;当归、川芎、红花、元胡、乳香活血通经,化瘀行气止痛;白花蛇专搜剔经络之风邪;樟脑、冰片辛香宣散透达,走而不守以增强诸药之力;以酒为溶剂,能"宣通气血,扶助阳气"。诸药合用,能温经散寒,祛风除湿,活血通络,舒筋止痛,组方合理,力专效宏,是疗效较好的外用酊剂。

酊剂是中医外治法的常用剂型之一,有悠久的应用史。本方是在"伤筋药水"(《中医伤科学》)、"活络药水"(《伤科诊疗》)及"舒筋活络酊"(《伤科方药汇粹》)的基础上,结合个人多年应用经验加减变化而成。外用酊剂的浓度一般在 20% 左右,本方之浓度约为 27%,临床应用效果较好。本方在某骨伤医院作为院内制剂,已应用多年,取得较好效益。

五、药透方

1.药透一号方

【组成】灵仙 500 g,丹参 400 g,草乌、川芎各 150 g。

【制法】上药放不锈钢锅内,加水 3 L,浸泡 1 小时,火上煎煮,沸后再煮 30 分钟,过滤。药渣加水 2 L,煎煮沸后 20 分钟,过滤。药渣再加水 1 L,煮沸 20 分钟,过滤。三次滤液混合,加热浓缩至 1.5 L,瓶装备用。

【用法】用直流电药物离子导入机,按操作规程于局部作离子导入。阳极下药垫给药,每次药液 30~50 mL,每次 15~20 分钟,每日 1 次,12 次为一疗程。

【功能】软坚散结,活血止痛。

【主治】颈、腰、膝增生性骨关节病,肢节风寒痹痛等证。

【注意】局部皮肤有伤口或有皮肤病者勿用,局部红肿热痛者勿用。孕妇腰部勿用。皮肤过敏者慎用。

2.药透二号方

【组成】灵仙、丹参各 200 g,当归、川芎、元胡、草乌各 150 g,透骨草、伸筋草、川椒各 50 g。

【制法】上药放不锈钢精锅内,加水 2 L,浸泡 1 小时,火上煎煮,沸后再煮 30 分钟,过滤。药渣加水 1.5 L,煎煮沸后 20 分钟,过滤。药渣再加水 1 L,煮沸 20 分钟,过滤。三次滤液混合,加热浓缩至 1.5 L,瓶装备用。

【用法】用直流电药物离子导入机,按操作规程于局部作离子导入(阴阳二极下药垫给药)。每次药液 30~50 mL,每次 15~20 分钟,每日 1 次,12 次为一疗程,疗程间停 3~5 天。

【功能】活血舒筋散结,通络止痛。

【主治】陈旧性伤筋,劳损,骨折、脱臼后期,增生性骨关节病,肢节痹痛诸症。

【注意】热痹、局部有伤口、皮肤病者忌用。有皮肤过敏者慎用。孕妇腰骶部勿用。

六、外熥蒸疗方

【组成】当归、川芎、红花、乳香、羌活、独活、荆芥、防风、白芷、淫羊藿、藁本、川椒、艾叶、细辛、灵仙、苍术、桂枝、透骨草各 15 g。

【用法】①外熥:上药放盆内,加适量温水搅拌(水量以药湿透为度)。10 分钟后,再拌入白酒、食醋各 50 mL。将药装入布袋内(布袋长 30 cm,宽 20 cm),扎紧袋口,放锅内屉上蒸馏,以药热透为度(勿蒸过久)。取出药袋,置患处,外盖毛巾或薄棉被即可。药袋降温变凉后,速将药袋放锅内屉上复蒸,再置患处外熥,每次熥约 1 小时,每日 1～2 次。第二次熥时,将药倒入盆内,拌入白酒、食醋各 50 mL,扎袋口蒸如前法。每剂药可连续用 3～4 次,更换。如不用蒸馏法,可于药袋外加用坎离砂或电热源加热药袋外熥,比较方便。②蒸疗:专用蒸疗床,将药放蒸疗池内,加水 4～5 kg,加热至沸。患者躺于蒸疗床上,患处对准蒸疗窗处,以药气熏蒸。每次30～40 分钟,每日 1～2 次,每剂药连续用 2～3 次更换。

【功能】活血舒筋,祛风散寒,通络止痛。

【主治】肢体关节风寒湿痹证,如肩周炎、关节炎、脊椎炎、腰椎间盘突出症、骶髂关节炎、股骨头缺血坏死等。

【注意】①用外熥还是蒸疗法,可据患病部位范围大小、设备条件、环境而定;②用药过程中注意观察用药反应、温度等,防止意外

发生;③过敏体质者应慎用;④皮肤有伤口或有皮肤病者勿用;
⑤局部红肿热痛者勿用;⑥孕妇勿用于腰胯部。

七、小验方有大效

王老的一些小验方,疗效颇佳,选录如下:

(1)刘寄奴、仙鹤草、硼砂各 30 g,煎水外洗。治闭合性损伤瘀
肿疼痛之证。

(2)草乌、细辛、艾叶各 30 g,煎水外洗。治关节冷痛。

(3)黄柏 50 g,五倍子 30 g,枯矾 20 g,煎水外洗。治皮肤溃
疡,滋水淋漓。

(4)苦参、白鲜皮、苍术各 30 g,煎水外洗。治湿疹、湿疮、手足
湿癣。

(5)乌梅、皂角刺、三棱各 30 g,煎水外洗。治手足部腱鞘囊
肿、腕部狭窄性腱鞘炎。

(6)乌梅、五倍子、石榴皮、枳壳各 30 g,煎水坐浴。治脱肛、子
宫脱垂。

(7)血竭、没药各等分,冰片少许,研细混匀,蜜调外敷。治腕
部狭窄性腱鞘炎、肱骨外上髁炎。

(8)霜桑叶、白菊花、薄荷各适量,泡水熏洗。治目赤肿痛。

(9)浙贝、桔梗、甘草,用量酌情,水煎频服。治疗感冒遗留
咳嗽。

(10)板蓝根 30 g,桔梗 20 g,木蝴蝶 10 g,槐耳 10 g,水煎频
服。治咽炎、扁桃体炎。

第

（六）

篇

殊效撷录

骨伤科常遇到一些难治病证，西药无药可用，手术又不适宜，治疗颇为棘手，如关节积液经久不消、关节软组织损伤粘连僵硬、骨折愈合迟延、骨缺血性坏死等。王老用中药治疗这些病证，积累了丰富的经验，疗效特佳。我们据有关资料及治疗实践，将所治实例摘录如下，特列专篇，以飨读者。

一、关节积液能速消

关节积液最多见于膝关节增生性关节病。膝关节疼痛、肿胀、活动受限，浮髌征明显，重者如囊括水，治疗不当往往经久不消。按西医治法，一是针刺抽出积液，虽疗效立显，但过 2～3 天，积水又复出现，有时比抽前还重；二是关节内注射药物，价格昂贵，疗效亦不肯定。王老用中药"消水方"外洗，可使积水速消。方用威灵仙、五倍子、乌梅为主，再据辨证，或加温经散寒药，或加舒筋通络药，或加软坚散结药。用洗浴盆煎水烫洗，一般用三剂积水即可消退，用之无不验。某日，笔者亲戚来诊，诉右膝肿痛不能活动已近 2 个月，曾在镇医院拍 X 线片，膝关节骨质增生，先后抽液两次不愈。王老诊视：右膝高度肿胀，按之如囊括水。治疗方用威灵仙 50 g、乌梅 50 g、五倍子 30 g、艾叶 20 g、硼砂 30 g、透骨草 20 g。嘱其回家用不锈钢盆加水煎药烫洗，并告知其方法，每日洗 2 次，每次 40～60 分钟，每剂药可连续用 2 天。过了 10 天，亲戚来电话说膝肿全消，疼痛缓解，活动自如，已恢复原工作（幼儿园教师），甚是高兴。

按：消水方中，威灵仙能软坚散结、舒筋通络、除痹止痛，"能宣通十二经之痹阻"，对于肢节痹证或损伤日久、活动不利之证，用之有良好疗效；五倍子酸敛收湿消肿有特效，与乌梅相配，相辅相成，消肿之力更强；硼砂一味，可渗湿消肿解毒。全方药不多，价不贵，不易缺货，取之方便。消水方用于风湿性关节炎肿胀较重者，疗效亦佳。

二、关节粘连中药可松解

关节粘连，活动受限，是骨伤科骨折、脱臼、伤筋晚期常见并发症，尤多见于膝关节，治疗颇为棘手。采用一般的"练功"方法，恢复较慢，需1～2个月或更长。用王老的软坚散结舒筋通络方，煎药烫洗，再辅以功能锻炼，可很快使粘连松解，恢复关节功能。有例为证。

例一，孙某某，某报社编辑，左髌骨骨折手术内固定，外以石膏固定，3个月后去除内固定。医嘱逐步锻炼功能，自惧"骨折再裂开"，仍以石膏托固定月余，致关节僵硬，活动受限，稍用力屈膝则疼痛难忍。予以软坚散结舒筋活络洗方，煎水烫洗，辅以练功活动。膝关节活动范围逐渐加大，治疗3周，膝关节无肿痛，活动自如。

例二，徐某，男，30岁，农民，在某县医院诊断为右股骨下端骨折，用石膏管型固定，嘱半年后去石膏。患者谨遵医嘱，半年后去石膏，发现右膝伸直位，僵硬，下肢肌肉极度萎缩，医嘱"锻炼五六个月可好"。过了2个多月，膝僵硬未见好转，认为医生给治坏了，欲去打官司。慕名而来，王老用软坚散结、舒筋通络中药，嘱其煎水烫洗，每日2次，每次1小时，洗毕趁热加强功能锻炼（滚圆木、挂沙袋、下蹲），每日锻炼不得少于2小时。患者谨遵医嘱，2周后复诊，疗效显著，患者有了信心。又治疗3周，右膝活动范围恢复正常，下肢肌肉萎缩也大见好转。患者十分高兴，王老劝他不要去打官司了，患者欣然接受。尔后随访，膝活动如常。

三、坏死之骨可"复活"

缺血性骨坏死,是骨科的难治症,常见于股骨头、腕舟骨、腕月骨、第二跖骨头等。发病可能与部位特殊(血液供应较差)、慢性损伤、药物乱用等因素有关,直接原因是局部缺血,骨缺乏气血濡养,日久发生坏死。骨缺血坏死,西医无有效药物治疗,中药内服有效,但疗程漫长,一般难以坚持,且效果仍不理想。王老曾用自拟"活骨汤"治疗股骨头缺血坏死,对早期坏死疗效显著,但中晚期患者则效果较差。中药外用,药力可直达病所,某些部位如股骨头,药物外用难以发挥作用,对于骨周围软组织较薄的部位如腕部、足部,外用中药效果良好,坏死之骨可以"复活"。兹将有效的二例记录如下。

例一,张某某,男,28岁,嘉祥县人,为采石场工人,经常以铁锤砸石头,日久发现右腕疼痛,逐日加重,以致不能工作,日常生活亦受影响。门诊诊察发现,右腕无明显肿胀,腕月骨部压痛,腕背伸则局部痛重,活动范围减小。拍X线平片显示,右腕月骨密度增高,边缘硬化,有囊性改变区。诊断为右腕月骨缺血性坏死。王老治以烫洗方,煎水烫洗。处方(据病历):刘寄奴、当归、川芎、红花、五加皮、灵仙、桑枝、桂枝、细辛、羌活、透骨草。嘱烫洗方法。治疗3个月,腕痛基本消失,活动范围好转,拍片见月骨坏死有所好转。又治疗2个月,右腕无症状,活动自如,X线片与健侧对比,外形及密度无明显异常,遂不再用药。

例二,某女,教师,喜运动,偶因外出旅游,行走过劳,发现双足前部疼痛,逐日加重,休息后再走时疼痛明显。诊察双足第二跖骨远端压痛明显,拍X线平片显示,双侧第二跖骨头变扁,密度增高,边缘轻度硬化。王老治以"活血汤方",煎水烫洗,每日 2 次,每次 1 小时,并嘱暂停运动,垫足弓以减轻足前部之负重。治疗 3 个月,足痛消失,一般行走无碍,拍片见第二跖骨头形状、密度无明显异常。

以上两例之骨坏死,均与慢性损伤有关,因局部受到反复多次创伤,损伤了局部的供血血管,致骨失去血液供养,日久坏死。这些部位,内服药有效成分不易到达,一般不给内服药,唯中药外洗,药力可直接作用于局部,发挥疗效。王老之"活血方",以活血化瘀药为主,再配以通经活络药,促进局部之血液循环,故可使坏死之骨"复活"。此法屡用屡验。

四、骨折迟愈合促愈法效著

创伤性骨折在常规治疗下愈合时间迟延,称为迟愈合。是否为迟愈合,应视具体情况而定,针对每例病例,分析迟愈合的原因。骨折愈合受多种因素影响,与年龄、全身健康状况、骨折部位、骨折类型、外固定的有效性、练功活动是否合理等,都有密切关系,其中骨折部位的血运状况最为重要,如股骨颈、肱骨下段、尺骨下段、胫骨下段、腕舟骨等部位,血液循环较差,易发生骨折迟愈合。王老治骨折迟愈合有良方,有例为证。

例一,李女士,某部队干休所退休干部,右肱骨干下段骨折,夹板外固定已 4 个多月,仍未愈合。分析原因,她曾多次自己解开固定夹板,参看局部情况,并试着练习肘的屈伸活动。这样不但使骨折部失去恒定的有效固定力,还会产生有害的剪式力,影响骨折愈合过程,使骨折愈合迟缓。王老采用以下措施:①调整外固定夹板,保持对骨折的有效固定力;②中药热敷。药用当归、川芎、红花、五加皮、续断、羌活、独活、灵仙、乳香、透骨草(用量略)。将药物饮片用温水拌湿润,装入缝制的布袋内,再倒入一两白酒,把布袋口扎紧,将药袋紧靠在伤处,外放置"热敷灵"作为热源,使药力借热力透入局部,每次热敷1小时(防烫伤),每日2次,每3天更换新药。共用药6剂,查看骨折已愈合(骨折征消失,X线拍片证实)。

例二,某男,20岁,鱼台县人,左胫腓骨中下段骨折已半年,拍片腓骨已愈合,胫骨仍未连接,骨折断端有间隙,对位对线良好,但无骨痂。王老用中药烫洗加骨纵轴叩击法,治疗5周,拍片显示胫骨断端已有少量连续性骨痂形成。方法:外洗方用当归、川芎、红花、仙鹤草、马鞭草、苏木、五加皮、桑枝、续断、透骨草、细辛(用量略),煎水烫洗,每日2次,每次50分钟。洗后一人扶持患腿,医生以拳叩击足底部,沿胫骨纵轴连续用力数十下,用力由轻渐重,给骨折断端加压,促进骨痂的生长。

王老的骨折促愈法还有局部敷接骨膏、热敷"外用接骨丹"等,据情况选用,都有良好疗效。

五、少儿髋筋伤,手法治疗一次可愈

骨伤科门诊常见少儿髋部筋伤病,多见于5～7岁少儿,女多于男,常发生于下肢运动过度后,如"跳橡皮筋""踢毽子""跳房子"等运动。当时无症状,过夜后发现一侧髋痛,跛行,患侧腿变长,或变短(脐至踝间距)。中医诊断为髋筋伤,西医常认为是"髋一过性滑膜炎",实则是髋部肌群的急性劳损所致。外展外旋肌群劳损则将髋关节拉向外展外旋,使下肢相对变长;内收内旋肌群劳损则将髋拉向内收内旋,使下肢相对变短。临床所见下肢变长者多,变短者少,故有文章称此病为"长腿病"。髋部 X 线片无异常(年龄稍大者需排除股骨头骨骺缺血)。西医治此病多予以"皮肤牵引",中医则用手法按摩理筋。王老所用理筋手法,多可一次即愈。手法操作如下:患儿平躺床上,术者先用按摩手法,使患髋部肌筋放松,然后施以划问号法理筋。以右侧腿变长为例,一助手按住患儿双髋骨部,固定骨盆,术者一手握患踝,一手握膝部,使髋屈曲→内收→内旋→拉直。这一连续动作反复多次,用力由小到大,下肢运动的轨迹就像画了一个问号(?)。施术过程患儿初感微痛,随着活动次数增加,疼痛逐渐减轻,至活动无痛,则可停止施术。右侧下肢变短者,患肢运动轨迹则相反,为问号的镜像翻转(؟)。一次施术结束,患儿可下地行走,活动自如,可谓"手到病除"。嘱患儿回家避免剧烈活动 2～3 天。注意,对疑有股骨头骨骺缺血的患者,则不可用此手法,应按股骨头骨骺缺血专法治疗。